The Essentials of Skin Ultrasound for Clinical Practice

皮肤超声临床应用图析

主　编　李　航

副主编　马　琳　晋红中　王延群　杨　军

主　审　朱　强　涂　平

北京大学医学出版社

PIFU CHAOSHENG LINCHUANG YINGYONG TUXI

图书在版编目（CIP）数据

皮肤超声临床应用图析 / 李航主编 . —北京：北
京大学医学出版社，2021.3
　ISBN 978-7-5659-2245-9

　Ⅰ . ①皮… 　Ⅱ . ①李… 　Ⅲ . ①皮肤病－超声波诊断－
图解　Ⅳ . ① R751.04-64

　中国版本图书馆 CIP 数据核字（2020）第 144729 号

皮肤超声临床应用图析

主　　编：李　航
出版发行：北京大学医学出版社（电话：010-82802495）
地　　址：（100083）北京市海淀区学院路 38 号　北京大学医学部院内
电　　话：发行部 010-82802230；图书邮购 010-82802495
网　　址：http://www.pumpress.com.cn
E-mail：booksale@bjmu.edu.cn
印　　刷：北京金康利印刷有限公司
经　　销：新华书店
责任编辑：高　瑾　　责任校对：靳新强　　责任印制：李　啸
开　　本：787 mm×1092 mm　1/16　印张：9.25　字数：230 千字
版　　次：2021 年 3 月第 1 版　2021 年 3 月第 1 次印刷
书　　号：ISBN 978-7-5659-2245-9
定　　价：98.00 元
版权所有，违者必究
（凡属质量问题请与本社发行部联系退换）

编者名单

主　编　李　航
副主编　马　琳　晋红中　王延群　杨　军
主　审　朱　强　涂　平

编　者（按姓名汉语拼音排序）

陈路增（北京大学第一医院）

计建军（中国医学科学院生物医学工程研究所）

晋红中（北京协和医院）

李　航（北京大学第一医院）

马　琳（首都医科大学附属北京儿童医院）

冉梦龙（北京大学第一医院）

孙秀明（北京大学第一医院）

涂　平（北京大学第一医院）

王延群（中国医学科学院生物医学工程研究所）

王　子（首都医科大学附属北京同仁医院）

徐教生（首都医科大学附属北京儿童医院）

杨　军（中国医学科学院生物医学工程研究所）

郑晓枫（北京协和医院）

朱　强（首都医科大学附属北京同仁医院）

序

　　皮肤科是以形态学诊断为主的一门临床学科，尽管对于不少疾病医生可以凭借"慧眼"识病，遇到一些疑难的病例则需要活检病理检查。然而，前者只能观察到皮损表面现象，识别"深度"不够，无法直接探查表皮、真皮和皮下组织的真实变化；后者因为有创而受到较大的限制。随着临床医学技术的快速发展，各种辅助皮肤疾病诊断的影像学手段不断涌现，并且越来越广泛地应用于临床，这满足了皮肤科医生和患者临床无创诊断的需求。

　　超声检测技术作为一种临床影像诊断工具已经有很长的历史，超声影像科在各级医院中也已经成为不可或缺的临床诊断科室。但是无论对于皮肤科还是超声影像科，皮肤超声检查却是一个新鲜事物。这主要得益于近年来超声技术的发展，尤其是 20 MHz 左右及以上频率的超声探头的研发和应用，满足了皮肤疾病诊断中对探查深度和精度的要求，使得皮肤超声被广泛应用成为可能。皮肤超声可以让皮肤科医生在无创的前提下，从剖面视角细致观察表皮、真皮以及皮下组织的病变情况，提升了皮肤科医生"慧眼"识别的能力；同时，对于超声影像科医生而言也丰富了亚专业领域，拓展了超声检查的适应证。迄今皮肤超声不仅在皮肤肿物性质诊断和累及范围判断上发挥出了重要作用，而且在血管性皮肤疾病、自身免疫性皮肤疾病等诸多领域也显现出用武之地。

　　虽然皮肤超声有着广泛的应用前景，但是客观而言无论是皮肤科医生还是超声影像科医生都还缺乏丰富的经验，亟需相关的指导书籍。本书正是基于上述需求而编写，而且是皮肤科医生与超声科医生合作的成果。该书借助超声影像科既有的成熟诊断体系，用超声语言解释皮肤疾病的特点；同时也从皮肤科的角度尽力把超声影像与皮肤疾病病理相关联，深入挖掘皮肤超声在皮肤科临床应用的价值。希望这本书能够搭建一座皮肤科医生与超声科医生合作的桥梁，通过协同力量促进皮肤超声的临床的应用与普及。

　　由于皮肤超声的临床应用尚处于起步阶段，限于时间和积累，本书肯定存在一些不足和缺憾，恳请读者积极反馈指正，以便再版时修正。期盼本书伴随皮肤超声的发展不断完善。

朱　强　涂　平

2021 年 1 月于北京

前　言

　　超声诊断作为传统的影像检查技术，一直以来因其无创、便捷、高性价比等特点而广泛应用于各临床学科的诊疗过程中。由于超声成像的固有特点，高频超声在皮肤这一浅表器官的检查成像中能兼顾较高的分辨率及足够的穿透深度，因而在皮肤病的诊断、病情监测、疗效观察等方面有良好的应用基础，是皮肤影像学的重要组成部分。

　　目前国内皮肤超声的专业教材缺乏。随着皮肤影像学的蓬勃发展，皮肤科医师对这类教材的需求愈发迫切。为了满足皮肤科医师的需求，我们组织编纂了《皮肤超声临床应用图析》一书，希望对广大皮肤科医师以及所有对皮肤病的超声诊断感兴趣的同道有所帮助和启迪。

　　本书的编者既有从事皮肤影像学的皮肤科医师，也有从事医学影像学的影像科医师。不同学科医师的共同努力，使得《皮肤超声临床应用图析》在具有极高专业性的同时，也非常贴合皮肤科临床的应用需求。本书从超声的基本原理和超声成像的一般规律入手，以图文并茂的形式，全面、详细地阐述了正常皮肤组织和各种常见皮肤疾病的超声成像特点，行文简洁，通俗易懂，无论对初学者还是对从事皮肤影像学的医师都有很好的参考价值。

　　超声诊断技术目前在国内皮肤科的应用尚不广泛。相信随着大家对超声诊断技术的深入了解和不断钻研，皮肤超声检查一定能为广大皮肤科医师和皮肤病患者们带来福音。希望本书的出版能够为中国皮肤影像学的发展贡献一份力量。

李　航

2021 年 1 月

目　录

第一章

超声基本原理及皮肤超声参数特点分析

第一节　超声的基本物理特性

声波是一种机械波，是机械振动在弹性媒质中的传播。这意味着它有两个基本条件：一是要有产生机械振动的声源；二是要有弹性媒质作为传播媒质。声波具有波长、频率及传播速度等物理量，频率在 20 Hz 至 20 kHz 范围内的声波处于正常人可听范围，当频率高于 20 kHz 时人耳无法听到，称为超声波。

在医学超声诊断技术中，所应用的超声频率范围通常在 1 MHz 至 100 MHz 之间。其中，心脏及腹部的超声成像频率为 3.5 ~ 5 MHz，穿透组织深度可达 15 ~ 20 cm。随着频率的增高，超声更多被衰减，穿透力减弱。用于人体浅表小器官的超声频率主要集中在 7.5 ~ 20 MHz，成像深度在 5 cm 左右。

20 ~ 100 MHz 的超声主要应用于皮肤成像、眼前节成像及血管成像系统。在此频率范围内，可获得非常高的分辨率，能够清晰地显示角膜、虹膜、睫状体及表皮、真皮等组织结构，但穿透力更弱。

一、主要超声学参量

（一）波动表达式

波的传播过程，也是能量的输送过程。对于沿 x 轴方向传播的简谐波的方程表达式为：

$$y = A\cos\omega\left(t - \frac{x}{c}\right) \tag{1-1}$$

式中，y 为距振源 x 处的质点位移；A 为振幅；c 为声速；ω 为角频率（即 $2\pi f$，f 为振动频率）。

（二）声压、声强与振幅

有声波时，媒质中的压力与静压力的差值称为声压。在实际应用中通常指有效声压，其值的大小反映了声波的强弱，常用字母 p 来表示。

波的传播过程中，质点最大位移称为波的振幅。

波在传播过程中，与波动传播方向相垂直的单位面积上，在单位时间内所通过的平均声能称为声强，常用字母 I 来表示。

（三）频率、声速与波长

单位时间内，质点的振动次数称为频率 f，单位为赫兹（Hz）。频率是周期的倒数，如振动周期为 T，则 $f = 1/T$。

声速 c 是声波在媒质中传播的速度。它与媒质的体积弹性系数 B 和密度 ρ 有关。

波长表示在均匀媒质中的声波一个周期的时间内所传播的距离，即一个波周期在空间中的长度。

波长 λ、频率 f、周期 T 和声速 c 之间的关系为：

$$c = f\lambda = \lambda/T \tag{1-2}$$

（四）声特性阻抗

声特性阻抗 Z 是传声媒质的一项重要参数，它是声波在媒质中某一点处的声压 p 与质点速度 v 的比值，也等于媒质的密度与声速的乘积，即：

$$Z = \frac{p}{v} = \rho c \tag{1-3}$$

超声在传播过程中，发生的反射、散射等现象完全是由于人体内各组织声特性阻抗 Z 值变化所引起的，是目前所有回声型超声诊断设备工作的物理基础。人体不同组织密度、超声波传播速度和声特性阻抗如表 1-1。

二、超声的传播特性

超声具有很好的指向性，并且频率越高，波长越短，指向性越好，因此可以通过工程设计使超声向特定的方向传播，并获得该方向上较小目标的反射信号，这是利用超声回声探测的基础。高频超声在界面进行反射和折射时，与光具有相似的规律。

表 1-1　人体正常组织及水、空气的密度、声速和声阻抗

媒质	密度（ρ g/cm³）	声速（c m/s）	声特性阻抗 $Z = \rho c$（pa·s/m）
血液	1.055	1580	1.67×10^6
脂肪	0.952	1450	1.38×10^6
肌肉	1.08	1580	1.70×10^6
成年人颅骨	1.738	2240	3.89×10^6
软组织（平均）	1.06	1540	1.63×10^6
水（20℃）	1.00	1480	1.48×10^6
空气	0.001	330	330

（一）反射、折射与散射

超声在人体组织中传播时，入射到两种声学特性阻抗不同的组织之间的分界面上引起返回的过程，称为声反射；而因媒质中声速的空间变化而引起的声传播方向改变的过程，称为声折射。入射角 θ_i、反射角 θ_r、折射角 θ_t，两媒质的声速分别为 c_2、c_1，如图1-1所示，则有：

$$\theta_i = \theta_r \tag{1-4}$$

$$\frac{\sin\theta_t}{\sin\theta_i} = \frac{c_2}{c_1} \tag{1-5}$$

反射声能与透射声能的大小取决于两种媒质的声特性阻抗之差，相差越大，声反射越强；相差越小，声反射越弱；相等时将不产生反射，即无回声。声特性阻抗相差很大时（例如空气与人体组织的声特性阻抗），接近全反射，所以声波很难通过组织与空气的界面，同样的道理，声波也很难穿透软组织与骨骼的界面。声反射是超声成像的基础，而折射则经常是超声伪像的成因，有益之处是人们常利用折射原理来制作声透镜，实现聚焦，提高侧向分辨率。

声散射是声波遇到障碍物时朝多方向的不规则反射、折射和衍射等现象的总和。具体来说就是当声波传播遇到尺寸小于波长的粒子，微粒吸收声能后，向四周辐射声波的现象。其中，与入射相反方向传播的部分，称为背向散射。在超声医学诊断中，由于人体组织的复杂性，散射现象是普遍存在的，具有时间和空间的随机性。在超声多普勒血流检测时就是通过检测红细胞对声的背向散射来实现的。

（二）超声波的穿透力和分辨率

超声波的穿透力是指超声波在某种媒质中的传播能力。超声波在媒质中传播时，其强度随距离的增加而逐渐减弱的现象，称为声衰减。按照引起衰减的原因，主要分为扩散衰减、散射衰减和吸收衰减。其中散射衰减与吸收衰减造成的声衰减遵从指数衰减规律，即：

$$I = I_0 e^{-\alpha x} \tag{1-6}$$

式中，α 为声衰减系数，I 为初始声强为 I_0 的声传至 x 距离的声强。

衰减系数大致与超声频率成正比，因此频率越高，衰减越快，穿透力越弱。

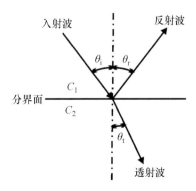

图1-1　反射与折射

分辨率是指分辨两个相邻细小物体的能力，分为轴向分辨率和侧向分辨率。轴向分辨率是将声传播轴线方向上彼此位置相近的两个目标作为独立实体加以区分的能力，主要取决于超声发射频率和脉冲持续时间；侧向分辨率是识别处于扫描平面中与声束轴向垂直方向上的两个相邻间隔物体的能力，主要取决于超声束的宽度，通常在二维超声图像上体现。轴向分辨率和侧向分辨率均与超声频率相关，频率越高分辨率也越高。

与分辨率有关的还有切面厚度，切面厚度是指波束在垂直于探头扫描平面方向上的厚度，它反映的是与轴向和侧方垂直方向上的分辨能力。它虽然不直接显示在图像中，但切面厚度的大小影响分辨率和对比度。对于圆形换能器，切面厚度一般等于侧向分辨率。

由此可见超声的穿透力与分辨率是相互制约的，实际应用中会根据应用对象选取超声工作频率，来平衡探查深度与成像分辨率的关系。

第二节 A 型超声扫描技术原理及发展历史

A 型扫描也叫 A 超，是一种幅度调制型（amplitude modulation）的显示方法，用以显示深度方向的组织界面回声的大小，是超声诊断仪中最基本的一种显示方式。超声探头以固定位置和方向对人体探查，通过发射超声脉冲，并接收由组织产生的回声，以波形显示回声强弱（如图 1-2），从而获取超声波传播路径上的组织信息。图中纵坐标代表超声波的传播时间，相当于组织深度，横坐标代表回声信号的强度。临床应用中，根据回声信号出现的位置可以确定病灶在人体组织中的深度、大小，其幅度一定程度上反映组织的特性。

该技术自 20 世纪 50 年代被用于探查人体，直到 70 年代，一直被广泛应用，后由于 B 型超声的出现，逐渐被后者取代，但在某些领域如眼轴测量、组织定征等有其独特的优点，因而仍在一些领域被应用，尤其是用于超声测距。

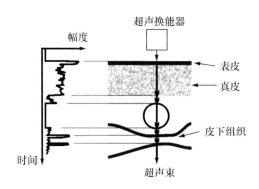

图 1-2 A 型超声扫查图

第三节 B 型超声成像技术原理及发展

B 型超声成像是一种辉度调制型（brightness modulation）显示方法，又叫灰阶成像模式，采用这种方式的成像设备叫 B 型超声诊断仪，也就是我们通常所称的 B 超。它显示的是二维图像，反映超声扫查切面上组织的结构信息，呈现的图像通常被称为声像图。具体工作原理是将超声换能器朝向某一特定位置发射一个脉冲超声波，同时接收超声传播过程中由组织界面反射的回声，按照接收时间的先后顺序（距离由近到远）将回声信息排列在与换能器位置相对应的显示区域上，回声的强度以灰度来表示，灰度与回声强度之间存在一定的函数关系，回声越强，显示越亮。将换能器沿扫查方向移动一个微小的位置（阵列换能器是通过选通开关选择相邻的阵元），再次发射一束超声波，进行同样的操作，直到移动换能器使超声扫描的范围覆盖所要探查的区域（如图 1-3）。这时在显示区域就会呈现一幅与组织结构相对应的二维声像图，声像图的一个坐标表示声束的传播距离（对应着组织深度），另一坐标表示声束扫描的位置。由声像图可以了解人体组织及病变的大小、形态等结构特征。

要说明的是，随着技术的发展，出现了具有三维成像功能的 B 超，其原理是按照一定规律采集一系列二维图像，由计算机通过特定算法，将二维图像序列重建形成三维影像。重建后的三维超声影像比二维影像更加直观，也包含更多信息，但究其根本，依然将其归于 B 型超声。

B 型超声的扫描方式主要分为线性扫描和扇形扫描，线性扫描时探头发射一系列平行的超声波，其特点是近场和远场具有相同的视野宽度，适合人体表面较平坦的部位（如腹部等）的探查；扇形扫描时探头发射的一系列超声波呈放射状，特点是探头较小、视野大，适合表面不平坦的器官（如眼睛等），或心脏这类由于肋骨的遮挡而使探查受限的部位的探查。

扫描实现的方式有机械扫描和电子扫描两种，相应地称为机械扫描探头和电子扫描探头，有时也将两种方式结合使用，例如一些三维扫描探头。机械扫描一般采用单阵元换

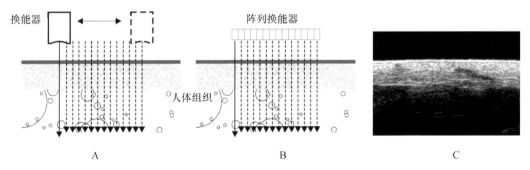

图 1-3 B 型超声成像原理
A. 机械扫描；B. 电子扫描；C. 超声图像

能器，以机械驱动其运动完成扫描。临床应用中这类探头大多是扇形扫描方式，称为机械扇形扫描探头，目前只有一部分超声生物显微镜采用机械线性扫描方式，相应地称为机械线性扫描探头。采用单阵元换能器的机械扫描探头只有一个固定的焦点，焦点处的信息最强，且分辨率最高，所以一般设计时选择最常观察的距离作为焦距，如皮肤超声探头的焦点多在表皮下 1 ~ 3 mm。电子扫描采用多阵元换能器，通过电子开关依次选通不同的阵元发射超声，完成扫描，扫描方式由超声换能器阵列排布的形式和激励方式决定。这类探头采用凸阵或相控阵来完成扇形扫描，相应地称为凸阵探头或相控阵探头，而采用线性阵列来完成线性扫描的，称为线阵探头。电子扫描探头可以利用电子延迟技术实现多个焦点，或进行动态聚焦，因而可在较大的距离范围内获得较好的分辨率，目前绝大多数 B 型超声和彩色多普勒成像仪都采用电子扫描，一般情况下电子扫描探头具有更大的优势，但是电子扫描探头的成本较高，尤其高频阵列换能器的制作难度较高，不易实现，因此目前 20 MHz 以上的探头大多采用机械扫描方式。

值得一提的是，在机械扫描探头中，有采用环阵换能器来进行聚焦的，其换能器由若干同心圆组成，也可以通过电子聚焦技术实现多焦点和动态聚焦，只是目前较少应用。

另外，针对各种特殊的用途，还有腔内探头、穿刺探头等，这些探头除针对其用途在外形上做了特殊设计外，本质上与上述探头并无区别。

B 型超声诊断仪作为应用最广的超声诊断设备，已被普遍应用于各级医院，在临床中发挥着巨大的作用。B 型超声一般由主机、探头和图像输出设备组成，有的设备还配有脚踏开关，用于冻结图像和启动扫描。这类设备的性能参数有分辨率、扫查范围、增益等，其中分辨率与超声工作频率有关，对于多功能的 B 型超声，操作者可以根据所探查的部位选择适当工作频率的探头，一般常用的探头频率在 3.5 ~ 10 MHz，随着技术的发展，近年来 10 ~ 20 MHz 的超声探头也逐步应用到临床，并且也经常被用来探查皮肤疾病。

第四节　超声生物显微镜及其影像特点

在众多的超声诊断仪中，高频超声诊断仪作为一个分支，发展迅速。过去习惯称 7.5 MHz 以上的超声为高频超声，随着技术的发展，更高频率的超声被越来越多地应用于医学诊断中。到 20 世纪 90 年代，加拿大人 Pavlin 将 50 MHz 的超声应用于临床诊断，其分辨率达到 50 μm，远高于当时的 B 超诊断设备，与低倍率光学显微镜相当，为突出其优越的分辨能力，将其命名为超声生物显微镜（ultrasound biomicroscopy，UBM）。该技术首先被应用于眼科，用于角膜、房角、虹膜及睫状体等眼前节组织的观察，后也被用于观察皮肤组织。随着临床应用范围的不断拓展，以及技术的不断进步，该技术采用的超声频率也不断扩展，目前临床应用的超声频率范围一般在 25 MHz 至 100 MHz 之间。

超声生物显微镜的成像原理及结构组成与普通 B 超并无本质不同，但是如此高的超声频率给成像过程带来一些特殊的问题，例如超声脉冲的产生、回声信息的接收等都需要更高速度的器件来实现，关注的焦点也集中在获得更高的分辨率。另外，超声生物显微镜多用于专科，因而在结构和功能上会根据临床的用途做出相应的设计。

由于高频换能器制作工艺等因素的影响，超声生物显微镜通常采用单阵元圆形换能器，目前多采用压电聚合物，其有效工作区域直径为 3 ～ 7 mm，并采用凹型弧面设计进行聚焦（即有源自聚焦法，如图 1-4），这种换能器的特点是具有固定的超声频率和单一的焦点，换能器的表面到焦点的距离为焦距 F，焦点处的声压最大，且在焦点附近沿声轴方向的一段区域内有较细的声束直径，称为焦点区域（焦域），其长度范围 Δx 可用下式表示：

$$\Delta x = 4\lambda F^2/a^2 \tag{1-7}$$

其中，λ 为超声的波长，a 为换能器半径。

焦点区域的信噪比及侧向分辨率都比较好，根据目前换能器常采用的参数，通过上式，可推算出 50 MHz 换能器的焦域为 1 ～ 2 mm，而 20 MHz 换能器的焦域约为 4 mm，在检查时应尽量将感兴趣的区域放在该区域内。

超声的传播需要适当的传播媒质，一般的机械扫描探头是将换能器封在一个油腔内，超声通过油（耦合媒质）及声窗发射与接收。对于超声生物显微镜来讲，由于穿透力极弱，油腔的衰减，声窗界面的反射都会造成声能的严重损失，极大地影响探查的灵敏度。因此这类设备经常是将换能器裸露在外，通过声衰减极小的媒质，如蒸馏水等，将超声直接耦合至检查部位，这样可以最大限度减少声能的损失。也有的采用透声性很好的薄膜，将换能器封于水囊中，以方便使用。

现有的 UBM 探头扫描方式有弧形扫描、线性扫描和扇形扫描三种，临床应用主要集中在眼科和皮肤科，专用于皮肤探查的超声生物显微镜根据皮肤的形态特征均采用机械线性扫描方式，形式如图 1-5。探头前端安装有水囊，工作时换能器在水囊中直线往复运动，进行扫描。因所采用的超声换能器具有固定的焦距和频率，为不同的探查目的，常配备不同频率和焦距的探头。用于观察表皮和真皮的换能器一般采用较高频率（如 50 MHz 换能器），焦点设计在水囊外约 1 mm 处，大致处于真皮层；而为观察较深部位的换能器则采用相对较低的频率（如 20 MHz 换能器），焦点设计在水囊外 3 ～ 4 mm 的位置，处于皮下结缔组织。

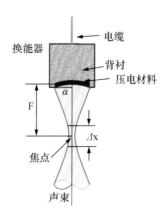

图 1-4　单阵元聚焦换能器及其声场

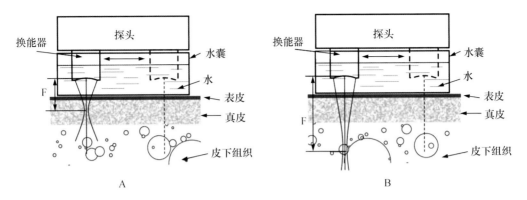

图 1-5　探头焦点设计

A. 50MHz 探头焦点位置；**B**. 20MHz 探头焦点位置

需要注意的是，由于换能器的凹面设计，在进入水囊时容易在凹面内带入气泡，这会极大降低回声信息，甚至完全得不到回声。此时应倾斜探头，启动扫描，将气泡甩出。

第五节　超声多普勒技术原理及临床应用

一、多普勒效应

多普勒效应是自然界普遍存在的一种物理现象。1842 年奥地利数学和物理学家 Christian Johann Doppler 首先发现，当振动源相对于观测点做运动时，观测到的信号频率会随着振动源的移动速度和方向的不同而发生变化。当两者以某一速度接近时，观测到的信号频率会变高，而相互远离时频率变低。因此，当声源和接收体发生相对运动时，声源频率与接收的回声频率之间出现差别。这种频率的变化称为多普勒频移。

超声诊断技术中也利用多普勒效应获取血流等运动组织的运动信息，通过检测发射的超声频率与接收到的回声频率的变化来获取目标的运动速度（图 1-6）。

在探查血流时，超声多普勒频移可用下式表示

$$f_d = f_r - f_0 = \frac{2v\cos\theta}{c} f_0 \qquad (1-8)$$

式中，v 为血流速度，f_0 为发射超声频率，f_r 为红细胞所产生的回声频率，c 为血液中的声速（$c = 1540$ m/s），f_d 为多普勒频移，θ 为声束轴线与血流速度矢量之间的夹角。利用该式可由多普勒频移计算出血流速度，当血流朝向换能器时产生正频移，血流背离换能器时，产生负频移。当探头与血流方向平行即 $\theta = 0$ 时，f_d 最大；若方向垂直（$\theta = 90°$），则无多普勒频移，所以要想获得准确的血流速度，应尽可能使探头和血流方向一致。这就是多普勒超声诊断仪的基本原理。

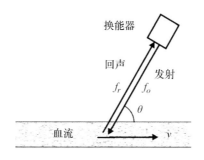

图 1-6 人体血流的多普勒效应

二、多普勒技术在超声成像中的应用

超声多普勒技术是一种利用对人体运动组织或血流所产生多普勒信号的频谱分布进行分析的超声诊断方法。目前，成像方式主要有多普勒频谱成像及彩色多普勒成像。

临床中常用速度 / 频移－时间显示频谱图，横轴方向代表血流持续时间，纵轴代表速度（频移）的大小。横轴代表零频移线（基线），基线上方谱图为正向频移，血流方向朝向探头，基线下方为反向频移，血流方向背离探头。

彩色多普勒成像技术是在脉冲多普勒技术基础上发展起来的，它使用运动目标显示器（moving target indicator，MTI）和自相关器对多次回声信号进行分析，计算出人体血流以及运动组织的动态信息。根据其移动方向、速度、分散情况，调配红、绿、蓝三基色，形成彩色血流图。红色表示血流流向探头方向，蓝色表示血流背离探头方向，以其辉度表示速度大小，当出现湍流时，一个采样容积内红细胞的方向及速度会有不同，用绿色来表示血流紊乱的程度。在实际临床应用中，都是将彩色血流图与二维 B 超图像相叠加，可以直观地获得血流的运动特征和空间分布，对多种血管性疾病和肿瘤的诊断与鉴别均有重要价值。

临床上常用的彩色多普勒成像技术主要有：用于实时显示血流的方向和相对速度信息的彩色多普勒血流成像法（color Doppler flow imaging，CDFI）；用于显示运动组织的运动方向和相对速度的彩色多普勒组织成像法（color Doppler tissue imaging，CDTI）；以及用于探测低速血流的彩色多普勒能量图（color Doppler energy，CDE）。

（王延群　杨　军）

第二章

超声成像一般规律与特点

声像图是反映人体组织断面的解剖结构，为此，我们必须了解声像图的形成过程，了解声像图与解剖学的关系，熟悉其与临床疾病发生过程的联系，以及可能产生的伪像。本章在阐述超声成像的一般规律的同时，重点介绍与高频超声成像有关的规律及特点。

第一节　超声成像的一般规律与不同组织器官的声像图特点

超声诊断的主要原理是利用超声波在生物组织中的传播特性，亦即从超声波与生物组织相互作用后的声信息中提取所需的医学信息。当利用超声诊断仪向人体组织中发射超声波，遇到各种不同的物理界面时，便可产生不同的反射、散射、折射、吸收和衰减的信号差异。将这些不同的信号差异加以接收放大和信息处理，显示各种可供分析的图像，从而进行医学诊断。

声像图是组织的剖面图，反映的是纵深方向的切面信息，因此检查时应准确地将切面置于病变部位。同时用耦合剂将探头与皮肤良好接触，使超声导入人体组织。

人体不同的组织和器官均有其相应的正常声像图特点，在高频超声条件下，组织也会呈现出一些特殊的现象，掌握这些特点，对于图像的正确分析和判断有着重要的作用。

（一）皮肤

正常皮肤在高频超声声像图中可分辨出表皮与真皮及皮下组织，表皮呈强回声，而真皮则呈中等回声，厚约 1 ～ 4 mm，边界光滑、整齐，真皮层内可能有汗毛形成的斜行低回声带。

（二）脂肪组织

皮下脂肪呈低水平回声，其内有散在的点状和条状高回声。

（三）纤维组织

因为体内纤维组织多与其他组织交错分布，一般回声较强，某些排列均匀的纤维组织其回声相对较弱，纤维组织本身的声衰减现象较明显，甚者其后方可以出现声影。

（四）肌肉组织

肌肉组织长轴切面显示为较强的线状或条状回声，相互平行，排列有序，内成羽状。短轴切面肌肉呈类圆形或不规则形，内见高回声带状分隔及斑点状结构，呈网状改变。

（五）血管

血管纵切面呈无回声管状结构，横切面呈环状，动脉可观察到明显搏动。需要说明的是在高频条件下，血管内红细胞的背向散射较强，因此血管内经常会呈现点状回声。

（六）骨骼

超声正常情况下难以穿透致密骨组织，仅显示为强回声的骨皮质和后方的声影。

第二节　B 型超声的主要性能参数及使用要点

使用好超声诊断设备，获取恰当的超声声像图，应当了解其有关的性能参数特点，并针对检查对象的特点，选择恰当的参数和方式进行检查。本节在介绍超声成像的一般情况的前提下，重点讨论高频超声，尤其是其在皮肤成像中的特点。

一、空间分辨率

空间分辨率是超声成像设备显示最小物体的能力，是超声成像中最重要的一个参数，而采用高频超声的主要目的就是提高图像的空间分辨率，因此是保证图像质量的关键因素。影响因素主要是发射超声脉冲持续时间和波束宽度。前面已经介绍了有关概念，这里只讨论在成像时这些参数的影响。

（一）轴向分辨率

轴向分辨率，又称纵向分辨率，是图像深度方向的分辨率，影响轴向分辨率的因素主要是超声发射脉冲的持续时间，而持续时间又是由超声频率和周波数来决定的，该参数由工程设计过程中确定。由于制造商给出的分辨率是在比较理想的测试条件下获得的，因此在使用时应尽量使设备处于合适的状态。提高增益，可以提高灵敏度，但是却可能增加可检出的周波数，使脉冲持续时间延长，从而降低轴向分辨率。我们在使用时应使用合适的增益水平，而非越大越好。

（二）侧向分辨率

侧向分辨率，又称横向分辨率，即图像水平方向的分辨率，影响侧向分辨率的因素主要是波束宽度。高频超声成像设备多采用单阵元聚焦换能器就是为改善侧向分辨率，此类换能器形成的波束在焦点处最细，因此，应了解探头的焦点位置，使用时尽可能将欲观察的部位置于焦平面附近。对于电子扫描探头，由于目前多采用动态聚焦技术，因此不同深度都有较好的侧向分辨率，但在可能的情况下，探测皮肤时应将发射焦点调至最小。与轴向分辨率一样，提高增益，可能降低侧向分辨率。

（三）切片厚度（厚度分辨率）

影响切片厚度的因素是超声波束在垂直于扫查平面方向的宽度，对于阵列电子扫描来讲，在垂直于扫描平面方向也是采用声透镜聚焦，因而与单阵元换能器一样，只有一个固定焦点，切片厚度也是在焦点处最薄，图像具有最好的表现。

二、对比分辨力

超声成像设备是通过灰阶的差异来反映人体组织结构差异的，对比分辨力是评价成像设备的重要指标。生物组织的声特性阻抗差决定了超声回波的强度，从而决定了显示的灰度，不同软组织组成的界面有不同的反射系数，因而会有不同的回声强度，也使回声里包含了组织的某些特征，对比分辨力反映设备区分回声强弱的能力，灰阶数量一定程度上反映了对比分辨力，但不恰当的增益水平（过大或过小）都会影响对比度的表现。

三、时间分辨力

单位时间成像的幅数，即帧频。它表示时间分辨力，帧频越高，成像速度越快，时间分辨力越高。对于活动的组织和器官（如心脏等），需要较高的时间分辨力，以保证成像的实时性。而对于皮肤等静止组织和器官，则对时间分辨力要求较低。

四、增益和深度补偿

声特性阻抗差异小的界面比声特性阻抗差异大的界面所产生的回声信号要弱得多。此外，由于声衰减使超声在人体中传播时，深部组织的回声信号也要比浅表弱。为了能够显示有诊断价值的弱信号，就要对弱小信号提高增益放大，对深部的回波信号按照深度补偿因衰减而减弱的信号。

增益简单来说就是对信号的放大程度，反映成像的灵敏度，应该保持一定水平的增益来保证信息的完整性，但如前文提到的，提高增益可能降低图像的分辨率，因此，针对探查的组织特点，选择适当的增益能够最大限度地获取组织特征，一般情况下选取设备中等偏上的增益水平可兼顾分辨率和灵敏度，但实际应用时还需要根据具体情况调节增益。

深度补偿也叫时间增益补偿（time gain compensation，TGC），是总增益的一部分，是按照组织的衰减规律来补偿的，因此要知道组织的衰减规律，一般情况下是按照软组织的平均衰减率来补偿的，对于已知的特定组织，也可以人为地进行调节，一般原则是近低远高。有些专用设备内已设计了固定的深度补偿，不需要调整。

五、超声频率的选择

对于具有多频率选项的皮肤超声诊断设备，在进行皮肤探查时，首先应判断病灶的大小及深度，选用适合的超声频率。在观察表皮和真皮时，宜采用较高频率的探头（如 50 MHz 探头），获得较高的分辨率，可以观察到更多的细节；在观察较深的病灶时（如深度超过 5 mm 时），则宜采用较低频率的探头（如 20 MHz 探头），获得较好的穿透力，可以观察病灶的全貌。

六、扫描位置的选择

高频超声的分辨率高，带来的问题是切片厚度很薄，而探头的端面较大，因此在探查较小的病灶时，要仔细寻找最佳切面，以防遗漏。方法是将探头覆盖在病灶上，并在与扫描方向垂直的方向移动，寻找病灶，获得最典型的病灶形态，如图 2-1。

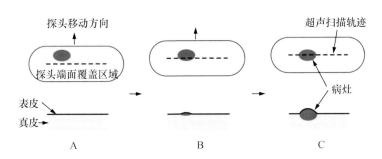

图 2-1　较小病灶探查示意图
A. 未探测到病灶；**B.** 探测到病灶边缘；**C.** 最佳探查位置

第三节　高频超声成像中常见的征象与伪像

实际应用中，在声像图中会形成一些特殊的现象，这些现象有时并不反映真实的组织信息，而是由于人体组织的复杂性，以及超声的自身特点而形成的。正确理解这些现象，对于提高诊断水平，减少误诊具有重要意义。

一、声影

声影是在超声波传播过程中，遇到强烈反射或显著的声吸收和声衰减后，在组织或病灶后方形成回声减低甚至无回声的平直条状区的现象。此时并非是后方组织具有低回声特质，而是因为前方遮挡使超声波难以传播到后方组织，造成无回声或低回声。声影的形状常与声影源处于声束焦区的位置、声影源与周围媒质的声速关系、声影的形状曲率有关。

在高频成像时，由于波束较细，因此很细小的障碍物就会形成声影，要注意的是有时探头声窗与皮肤之间会掺入气泡，尤其是在有体毛的部位，这会造成明显的声影，要特别注意排除气泡。

二、后方回声增强效应

超声波在人体组织内的传播过程中随深度的增加而不断衰减，因此超声诊断设备都设计了深度增益补偿功能，以便保持超声图像的均匀性。补偿的程度一般按照软组织的平均衰减来设计，但当某区域声衰减特别小时，此区的增益补偿会超过实际衰减，使后方因补偿过高而较同等深度的周围组织明亮得多，称为后方回声增强效应（也称后壁增强效应）。它是超声诊断设备产生的图像显示效应，并不代表后方区域的组织比周围组织具有更强的反射率。后方回声增强效应产生的伪影形状常与伪影源和周围媒质的衰减系数差别以及伪影源本身的大小形状有关。常出现在囊肿、脓肿及其他液区的后壁，但几乎不出现于血管腔的后壁。

三、混响效应

声束扫查平滑大界面时，界面通常产生较强的反射，部分声能量返回探头表面之后，又从探头的平滑表面再次反射，第二次进入体内，在平滑大界面形成二次反射，但能量明显减弱。当下方为低回声区时，微弱的二次反射图形可在下方隐约显示。在反射很强时，甚至会产生多次反射。混响可分为外部混响和内部混响。换能器与组织强反射界面之间的多次反射，可以引起外部混响。当组织内存在某些异物时，声波在异物中多次往返，在异物后产生条状伪像，称为内部混响，也称为振铃伪像。"彗尾"征为其典型声像图改变。彗尾的长短与异物的形状、大小、性质等有关。

在高频超声设备中，声窗膜经常会产生多次反射，当探头较用力压向皮肤时，图像下方可能出现声窗膜的二次反射，要注意鉴别（图 2-2）。

四、壁失落效应

B 型超声成像设备所得到的回波信号依赖于反射结构与声束的角度关系。当发射声束与反射结构面垂直，即入射角为零时，回波沿发射声束相反的路径返回换能器晶片，得到由声特性阻抗不同所决定的该反射结构最强回声。而当声束入射组织侧壁时，由于入射角

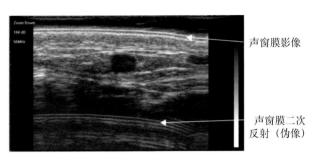

图 2-2 声窗膜的二次反射

较大，回波将反射至其他方向而不返回探头，产生侧壁回声失落效应，导致此界面无法显示辨别。例如，当显示囊肿或肿瘤外包膜时通常可以将病变纤细的前后壁显示清晰，但侧壁常显示不清，即为侧壁回声失落效应所致。

（王延群　杨　军）

第三章

皮肤超声声像的识图与鉴别

第一节　灰阶超声成像的定义

灰阶声像图由不同程度从黑至白的回声信号组成，实为源自人体不同组织、器官以及病变之间或它们本身内部形成的许多大小界面产生的反射和散射回声。这些大小界面的回声强度不同，就形成了不同程度的黑白对比，通过这些对比差异，可以识别正常与异常情况、检出并进一步分析诊断病变。

第二节　正常皮肤及皮下组织的回声强度与分级

一、回声强度分级

首先须有比较参照物。可以在某一组织或器官内将某一成分或部位作为参照，一般将它设定为等或中等回声，其他成分或部位均与之比较而确定回声强度。也可以是器官内病变与其周围正常区域的参比，或与邻近正常组织或器官进行比较，从而得出回声强度。与参照物比较后得出：

（1）高回声或强回声（hyperechoic）：即高或强于参照物；强回声一般指后方有衰减者。

（2）等或中等回声（isoechoic）：即与参照物类似。

（3）低回声或弱回声（hypoechoic）：即低于参照物。

（4）无回声（anechoic）：即无反射或散射信号，呈纯黑暗的改变。根据声像图显示的特殊需要，在上述四类回声描述前可冠以形容词，如接近无回声的低回声可用"极低回声"描述，介于等回声与低回声之间者可用"轻度等回声"或"稍低回声"描述，不是很高的回声组织中，也可用"稍高回声"或"偏高回声"来描述。回声高低还受到声束入射角度、仪器增益调节、探头频率以及伪像等多种因素的影响。

二、皮肤及皮下组织的回声强度的一般规律

（1）均质性液体为无回声。血液通常为无回声或极低水平回声。有些均质的固体，如透明软骨等，也可呈无回声或极低水平回声。

（2）非均质液体，如囊肿合并出血或感染时，液体内回声可增加，呈极低水平回声或低回声，甚至更高水平的回声。

（3）引起组织回声增强的常见原因：①均质性液体中混有许多微气泡，如组织感染化脓时的脓液；②血液、动静脉管腔正常时可呈无回声或极低回声，但当出血机化或静脉血栓发生时，形成的血肿或形成血栓的静脉管腔可呈等回声或高回声；③原本均质的组织发生非均质性改变时回声可增加，如软骨出现纤维化、钙化时，则可由无回声变为有回声。

（4）皮肤及皮下组织回声强度顺序：表皮与耦合剂形成的回声界面、指甲表层（近似骨皮质）＞真皮层、皮下组织中的纤维分隔＞神经、肌腱＞肌肉＞皮下脂肪＞动静脉管腔＞含均质液体的囊肿及水。

第三节　皮肤病变超声扫查切面

超声仪显示器所显示的声像图方位是由患者检查体位、探头位置及声束扫查平面决定的。因此需要在声像图中标记体位和探头的体表位置。常用超声扫查基本切面（图 3-1）包括：

（1）纵切面：与躯体或肢体或病变长轴方向一致。

（2）横切面：与躯体或肢体或病变长轴方向垂直。

（3）长轴切面：与病变最大径方向一致，也就是病变的纵切面。

（4）短轴切面：与病变最大径方向垂直，也就是病变的横切面。

（5）斜切面：与长短轴方向倾斜相交。

（6）厚径：与体表垂直方向上病变的最大深度。

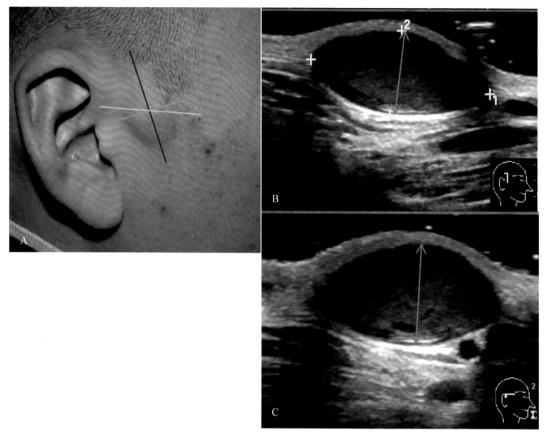

图 3-1 常用的超声扫查切面。**A**. 对右耳前皮肤隆起性病变进行三个方向的切面扫查，红线为病变的纵切面或长轴切面，蓝线为横切面或短轴切面，绿线为斜切面；**B**. 病变的纵切面或长轴切面声像图，棕色双箭头为厚度或深度；**C**. 病变的横切面或短轴切面声像图，棕色双箭头为厚度或深度

第四节　皮肤正常声像图

　　皮肤、皮下组织、血管及其各种病变等均有各自的声像图特征，其中设定皮下组织为等或中等回声作为参照，熟悉掌握这些基本的特征，是超声诊断的重要依据。

一、表皮、真皮的声像图特征

　　皮肤由表皮层与真皮层构成，是人体最大器官，除手掌、脚掌外，其余部位皮肤的声像图一般规律为：

　　（1）表皮层：表现为平滑整齐的一层线样高回声，而手掌、脚掌部为无毛皮肤，其表皮层表现为三层线样回声，即呈两高一低回声表现（图 3-2）；

　　（2）真皮层：表现为带状、均匀的中等-偏高回声，低于表皮层，人体不同部位的真皮层厚薄程度不一，如前臂皮肤真皮层较薄，而背部较厚（图 3-3），不同性别、年龄也会影响真

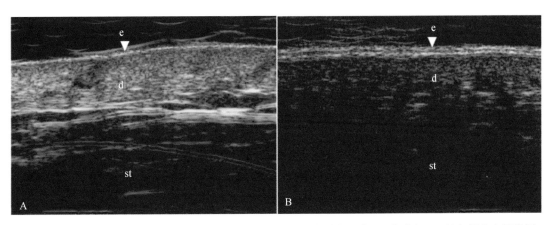

图 3-2　正常表皮层声像图。**A**. 背部皮肤表皮层表现为一层线样高回声（e 箭头）；**B**. 足底部表皮层较厚，表现为两高一低，即两条线样高回声和之间的线样低回声（e 箭头）。d：真皮层；st：皮下组织层

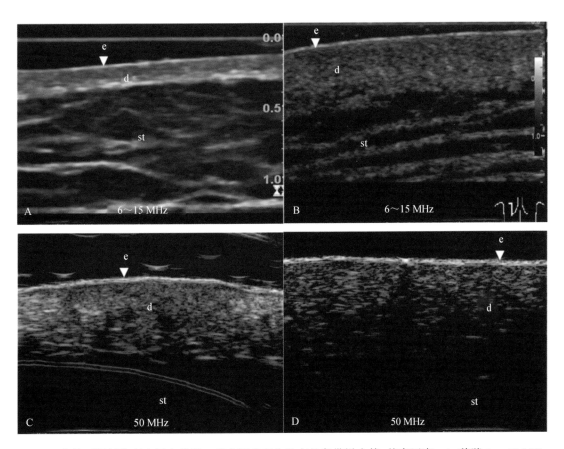

图 3-3　人体不同部位真皮层声像图。真皮层表现为整齐的条带样中等-偏高回声。**A**. 前臂 6 ～ 15 MHz 的声像图；**B**. 背部 6 ～ 15 MHz 的声像图；**C**. 前臂 50 MHz 的声像图；**D**. 背部 50 MHz 的声像图。人体不同部位真皮层厚薄程度不一，前臂真皮层较背部明显要薄。e 箭头：表皮层；d：真皮层；st：皮下组织层

皮层厚度（图 3-4）。

二、皮下组织的声像图特点

是指真皮与其下方肌肉骨骼之间的脂肪结缔组织（图 3-5）。皮下组织层由脂肪、血管、神经、筋膜等组织成分构成，其回声强度作为参照物确定为等回声，内可见网格样、条索样或线样高回声结构，由纤维结缔组织、筋膜组织或神经组织等所致；超声生物显微镜（ultrasound biomicroscope，UBM）一般难以探及此层；皮下组织层的厚度同样因部位、年龄、性别、体重等因素存在着差异。

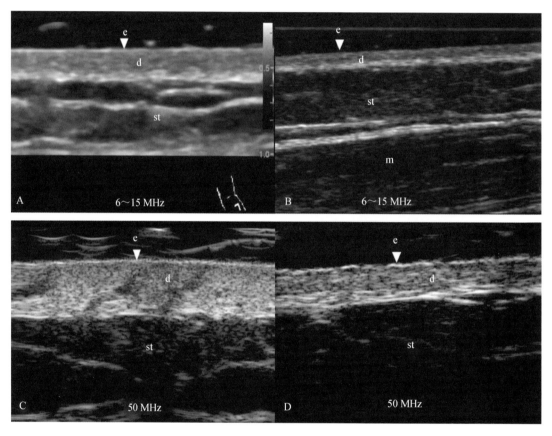

图 3-4　性别不同真皮层厚度亦不同。**A**. 男性（27 岁），前臂 6～15 MHz 的声像图；**B**. 女性（27 岁），前臂 6～15 MHz 的声像图；**C**. 男性（27 岁），前臂 50 MHz 的声像图；**D**. 女性（27 岁），前臂 50 MHz 的声像图。相同部位的男性真皮层较女性要偏厚。e 箭头：表皮层；d：真皮层；st：皮下组织层；m：肌层

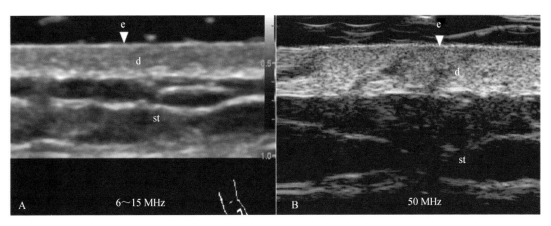

图 3-5　皮下组织层声像图。**A**. 前臂 6 ～ 15 MHz 的声像图；**B**. 前臂 50 MHz 的声像图。与浅侧的真皮层和表皮层比较，皮下组织层回声较低，可见内含高回声条索。e 箭头：表皮层；d：真皮层；st：皮下组织层

第五节　超声诊断报告常用术语及书写规范

超声诊断报告是对声像图的描述性与分析性的描写，以便做出准确的判断，故有一定的书写原则与规范。

一、声像图描述

力求简洁明了，采用规范的术语。

（1）病变所在部位：如右侧眼睑皮肤等。

（2）病变灶数：单发或多发。

（3）病变所在的皮肤层次，确定病变累及层次（表皮层、真皮层、皮下组织中哪一层或几层受累及），以及是否累及更深部组织结构，如肌层。

（4）病变的大小范围（长 × 短 × 厚径）。

（5）病变形态、边界：描述形态一般用规则与不规则、类圆形、椭圆形、分叶状、片状及斑片状等用语；描述边界一般用清晰或清楚、欠或不清晰、欠或不清楚等，也可形象地用成角、轴突状、毛刺状、锯齿状、浸润性等词。如病变有包膜或囊壁，还应描述包膜或囊壁是否平整，有时可测囊壁的厚度。

（6）病变内部回声：采用前述无、低、等、高或强的方式描述回声强弱，还需要描述内部均匀或不均匀，囊性、实性、囊实性或混合性等。

（7）病变后方回声改变：后方回声代表被检对象对声衰减的程度，一般通过与周围正常区域的后方进行对比，判断后方回声增强、无明显变化、衰减或后方伴有声影，后者呈明显的条带状黑影。

（8）病变内部及周边血流情况：一般用无血流（无信号）、少量血流（≤ 3 个信号）、中等血流（4 ～ 5 个信号或条状血流）、丰富血流（> 5 个信号或多条条状血流）等半定量方法予内部血流分级，对于周边血流，一般用环状、围绕、散在、密集等来形容。

（9）皮肤表面状况：是否存在隆起、凹陷、表皮层过度角化等现象，后者呈不同程度的强回声改变。

二、超声诊断结论

是对声像图进行分析后做出的判断，应采用超声影像学"分级"诊断模式。

（1）Ⅰ级：即解剖学定位，如左侧胸壁皮肤、肩胛间区皮下组织等。

（2）Ⅱ级：即病变物理性质诊断，如实性肿物、囊性结节等。

（3）Ⅲ级：即定性或鉴别诊断，建议采用分级诊断：①良性；②性质待定（阳性预测值约 50%）；③倾向于或可疑为恶性（阳性预测值约 60%）；④可能为恶性（阳性预测值约 70%）；⑤恶性可能性大（阳性预测值约 80%）；⑥考虑为或符合恶性（阳性预测值约 90% 及以上）。超声诊断中应包含进一步诊疗及随访的建议，如建议活检、抗生素治疗后 7 ～ 14 天再复查等。病变具有典型或相对特异性超声表现时，有经验者也可进行疾病的分类诊断，如表皮样囊肿、色素痣等。

三、病例分享

病例一

（1）病史摘要：患者女性，3 岁，胸壁皮疹出生既有，渐增大。

（2）超声所见（图 3-6）：前胸壁结节，位于皮下组织层，偏实性，椭球形，边界清，内见细密点状回声，后方回声增强，周边见少量血流。

（3）超声诊断：前胸壁偏实性结节，考虑良性可能性大，表皮样囊肿？

（4）病理诊断：表皮样囊肿（囊壁完整）。

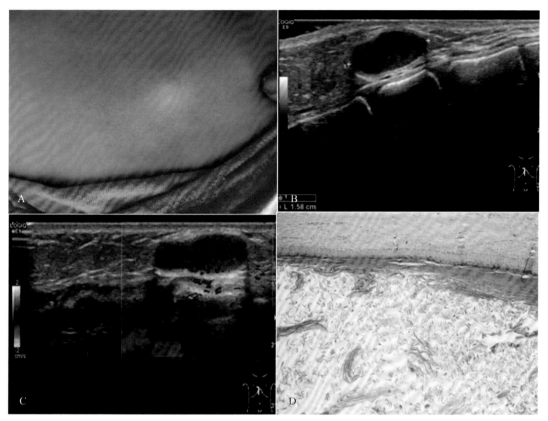

图 3-6 超声见前胸壁结节,位于皮下组织层,偏实性,椭球形,边界清,内见细密点状回声,后方回声增强,周边见少量血流

病例二

(1)病史摘要:患者女性,61 岁,右侧鼻背部肿物两年余,触之质韧。

(2)超声所见(图 3-7):右侧鼻背结节,累及表皮至皮下组织全层,其后鼻软骨受压、鼻骨连续完整,大小约 2.7 cm×2.6 cm×0.9 cm,形态不规则、边界不清晰,内部实性,呈低回声、不均匀,内部血流丰富。

(3)超声诊断:右侧鼻背实性结节,恶性肿瘤可能性大(基底细胞癌?),建议活检。

(4)病理诊断:基底细胞癌。

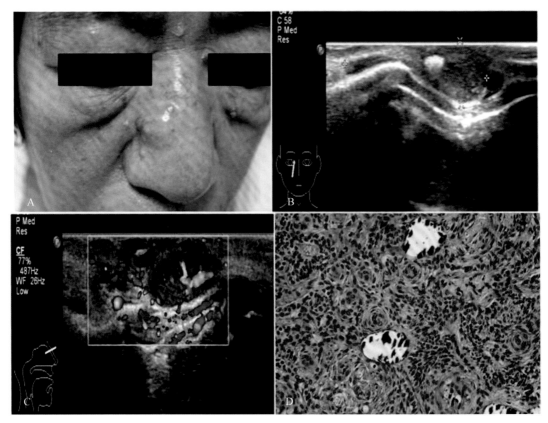

图 3-7 右侧鼻背结节，累及表皮至皮下组织全层，其后鼻软骨受压、鼻骨连续完整，大小约 2.7 cm×
2.6 cm×0.9 cm，形态不规则、边界不清晰，内部实性，呈低回声、不均匀，内部血流丰富

病例三

（1）病史摘要：患者男性，鼻根部肿物 4 年，曾行激光治疗，渐增大。

3 月前于外院行病理活检，较倾向嗜酸细胞增多性血管淋巴样增生症。沙利度胺、倍
他米松（得宝松）局部封闭涂抹，皮损渐加重。

（2）超声所见（图 3-8）：鼻部软组织内囊实性肿物，范围约 5.2 cm×5.0 cm×3.1 cm，
内见多个大小不等囊性区，囊性部分内见细密点状回声，压之可流动，其内实性部分及周
边见丰富血流。

（3）超声诊断：鼻部囊实性肿物，性质待定，不排除肿瘤，建议活检。

（4）病理诊断：肿瘤呈实性巢状，腺样伴鳞状分化，符合皮肤附属器癌（小汗腺汗
孔癌）。

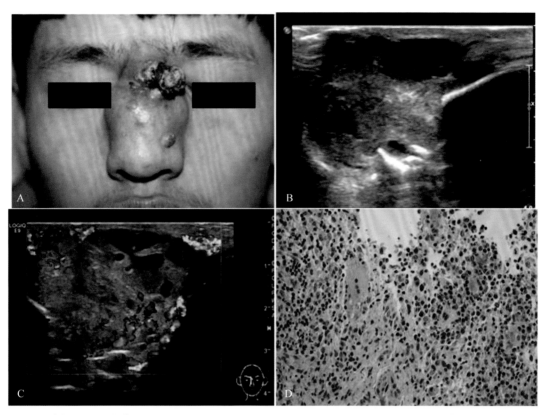

图 3-8　鼻部软组织内囊实性肿物，范围约 5.2 cm×5.0 cm×3.1 cm，内见多个大小不等囊性区，囊性部分内见细密点状回声，压之可流动，其内实性部分及周边见丰富血流

（朱　强　王　子）

第四章

不同频率下皮肤超声成像特点与临床适应证解析

在高频超声下，表皮层通常表现为强回声，有时可见"三线征"（即上下两条强回声带加中央一条中等至弱回声带）。真皮表现为较为宽厚的中等回声区域，有时可以看到真皮深层回声比浅层略强。皮下组织表现为低回声，其中可见条索状或网格状强至中等回声带，这些回声带一般对应脂肪筋膜结构中的纤维结缔组织及神经组织。

在多数较为平坦的人体部位，20 MHz 和 50 MHz 超声均能清晰成像，明确区分表皮层、真皮层与皮下层（图 4-1，图 4-2）。20 MHz 超声图像即使是在真皮最厚的区域（如背部、腰部）也能完整地呈现出真皮全层及皮下组织，而该区域 50 MHz 超声有时无法显示真皮深层及皮下组织（图 4-3，图 4-4）。在 50 MHz 超声图像中，皮肤各层次更加分明，区别度更高，在解剖结构较为复杂的区域能够提供结构层次更为清晰的图像，而 20 MHz 超声在该区域区分能力相对较差（图 4-5，图 4-6）。

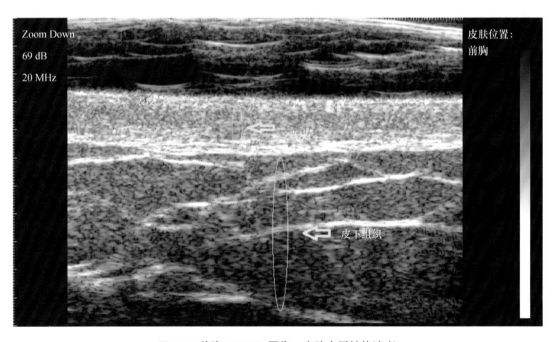

图 4-1　前胸 20 MHz 图像。皮肤全层结构清晰

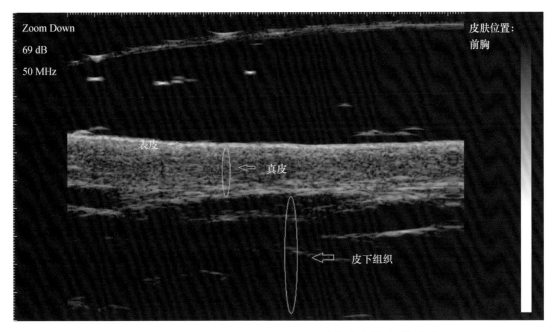

图 4-2　前胸同一部位 **50 MHz** 图像。表皮与真皮分界更加清晰

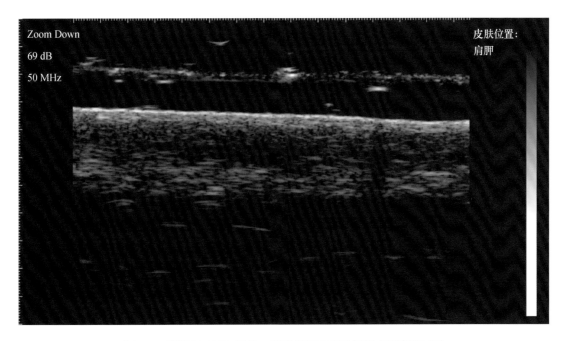

图 4-3　背部 **50 MHz** 图像。真皮深层及皮下组织未能完整显示

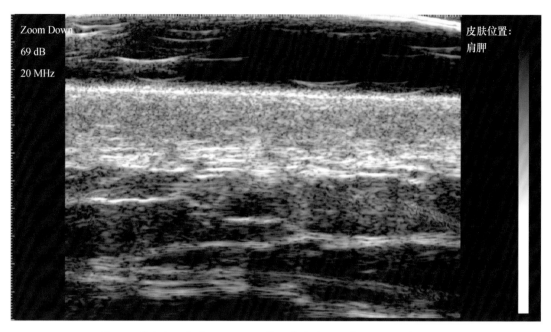

图 4-4　背部同一部位 **20 MHz** 图像。真皮全层及皮下组织均完整显示

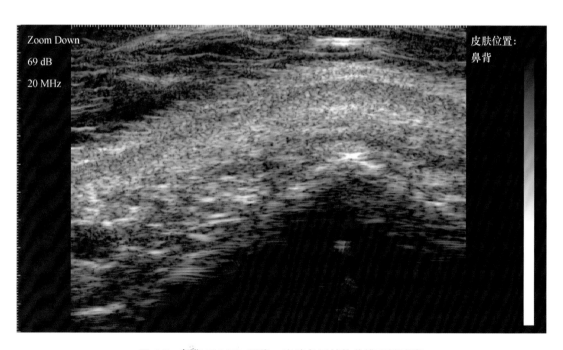

图 4-5　**鼻背 20 MHz** 图像。皮肤各层结构分辨不够清晰

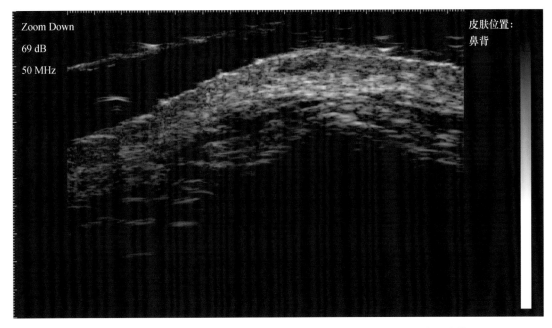

图 4-6　鼻背同一部位 **50 MHz** 图像。表皮、真皮及皮下组织均能清晰分辨

在足跟区域，由于角质层过厚，20 MHz 和 50 MHz 超声均不能很好地成像，图像中仅见一条线状强回声带，其后为杂乱的低回声，甚至是无回声（图 4-7，图 4-8）。

对于甲单位而言，20 MHz 和 50 MHz 超声均能很好地反映甲的解剖结构，其甲板显示为高回声的亮影，甲母和甲床显示为低回声暗影。在 20 MHz 超声图像中，可以清楚地观察到甲母、甲床的结构和回声强弱（图 4-9）。50 MHz 超声穿透力较差，甲母和甲床显示为无回声区，对甲板的成像非常清晰（图 4-10）。

对于毛囊，高频超声也有一定的观察能力。在终毛密集的区域，50 MHz 超声图像中可以看到纵向平行排列的低回声条带，反映的是该区域存在的大量毛囊（图 4-11）。

了解不同频率的高频超声在不同区域皮肤的成像特点，对不同疾病、不同观察目的时超声频率的选择有指导意义。一般来说，对于多数常规区域，如观察表皮及真皮浅层病变，较高频率（50 ～ 70 MHz）的超声可以提供清晰的影像；如观察累及真皮深层及皮下的病变，需选择相对较低频率（18 ～ 24 MHz）的超声才能较完整地显示皮损。对于皮肤菲薄、皮下结构复杂的区域，较高频率的超声才能提供更准确的影像。对于甲的观察，较高频率的超声适于观察甲板变化，而对较低频率的超声适合观察甲母、甲床病变。对于多数疾病，有条件时应结合不同频率超声的图像综合分析判断。

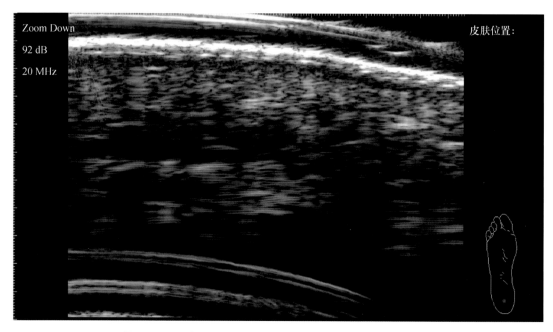

图 4-7　足跟部位 **20 MHz** 图像。仅可见表皮及部分浅层真皮

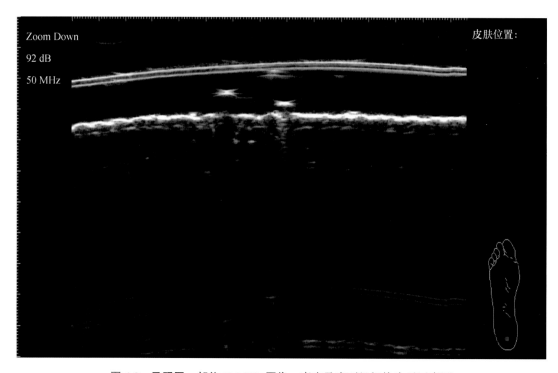

图 4-8　足跟同一部位 **50 MHz** 图像。真皮及皮下组织均为无回声区

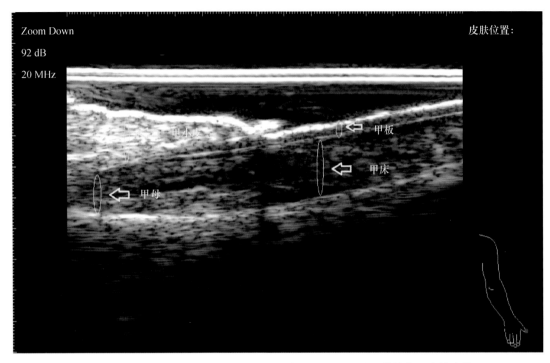

图 4-9　甲单位 **20 MHz** 图像。甲母、甲床、甲板及甲小皮等结构可清楚分辨

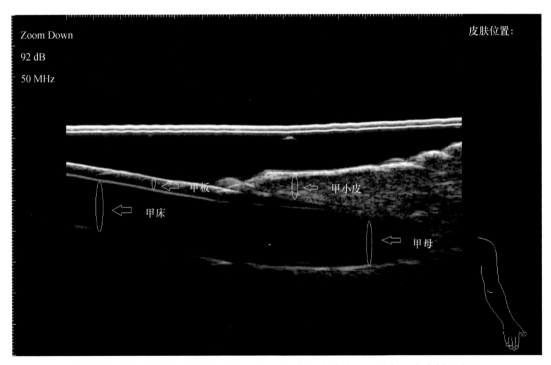

图 4-10　同一甲单位 **50 MHz** 图像。甲板成像非常清晰，甲母与甲床为低回声区

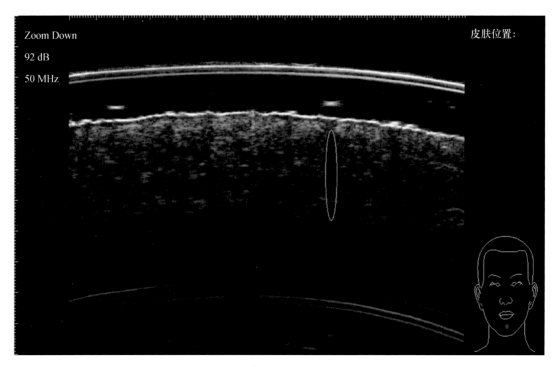

图 4-11　成年男性下颌部位 50 MHz 图像。真皮内可见纵向平行排列的低回声条带，对应毛囊结构

（李　航　冉梦龙）

第五章

常见皮肤肿物的超声成像特点

皮肤肿物虽有良恶性之分，但都是占位性病变，故而在 B 超下能够呈现非常清晰的图像。采集皮肤肿物 B 超影像，最大的临床意义在于手术前明确肿物大小和在皮肤中的解剖位置。通过 B 超还可以鉴别肿物是实性病变还是囊性病变。此外，在肿物非手术治疗前后 B 超灰阶的变化以及占位病变范围的变化可以帮助判断疗效。

扫描 B 超前，要对皮肤肿物的深浅有所预判，进而选择恰当的频率。如果肿物表面覆盖较厚的屑痂，甚至是坏死物质或角质物，建议预清理，否则会在 B 超图像上显示表层强回声，其后为无回声或极低回声区域，肿物的轮廓却不可见，严重干扰肿物影像的评判。

B 超扫描肿物时，不仅要对肿物中心区域进行扫描，而且对边界处及肉眼边界的外围也要进行扫描，因为有些肿物，尤其是恶性肿瘤，肉眼边界以外还会存在有临床意义的改变。较大面积的恶性皮肤肿瘤，常常在不同位置肿瘤的密度、浸润深度、边缘形状等方面有明显差异，且不同区域的临床表现和病理征象都不尽相同，故而采集 B 超图像时要根据临床观察，多区域扫描，尽量选择有不同临床代表性的区域进行图像采集。

在观察皮肤肿物 B 超图像时，除关注位置深浅和体积大小以外，还要注意该肿物与周围组织的解剖关系，尤其是在鼻部等区域。如果肿物与骨质或软骨紧密相连，甚至是骨与软骨因压迫产生变形或破坏，强烈提示肿瘤侵袭了骨或软骨，对手术方案的设计具有重要的提示意义。

第一节　色素痣（图 5-1 至图 5-6）

色素痣是最常见的皮肤良性肿物，从组织病理角度可以分为交界痣、复合痣及皮内痣。交界痣，顾名思义是在表皮与真皮交界处形成较小的痣细胞巢，临床上皮疹多表现为棕褐色及黑色的斑疹或斑丘疹，浸润很轻微，理论上讲 B 超难以采集到清晰图像。皮内痣与复合痣的痣细胞巢累及真皮乳头或中下层，且占位病变面积较大时，可以借助 B 超清晰地观察。

复合痣，一般涉及真皮乳头层和真皮浅中层，所以建议应用 50 MHz 以上频率扫描。皮内痣可以先用 20 MHz 和 50 MHz 的频率都尝试一下，然后根据皮内痣的大小和位置再选择恰当的频率精细扫描。

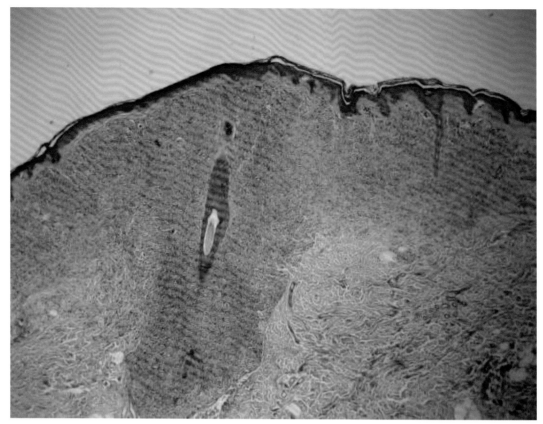

图 5-1　皮内痣病理图像（HE，4×）。痣细胞巢位于真皮浅中层，境界清晰

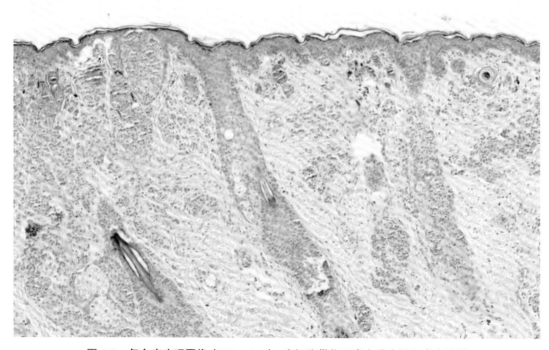

图 5-2　复合痣病理图像（HE，4×）。痣细胞巢位于真皮乳头层和真皮浅层

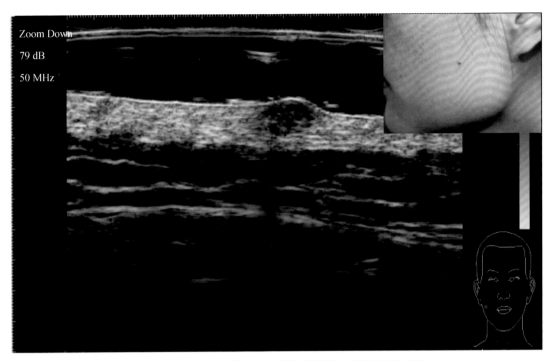

图 5-3　皮内痣 50 MHz 声像图。左颊真皮浅中层内单发椭圆形中低回声实性肿物，3.23 mm×1.41 mm，隆起于皮肤表面，边界较清晰，内部回声不均匀。肿物后方无显著声影

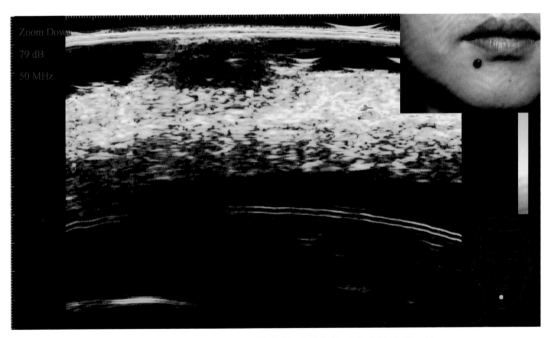

图 5-4　皮内痣 50 MHz 声像图。下颏真皮浅层单发椭圆形中低回声实性肿物，约 5.77 mm×2.20 mm，隆起于皮肤表面，边界清晰，内部回声不均匀。肿物后方无显著声影

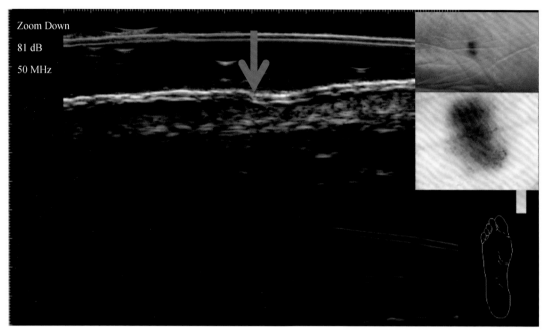

图 5-5　复合痣 50 MHz 声像图。左足跖单发真皮浅层条状中低回声实性肿物，稍隆起于皮肤表面，内部回声相对均匀，边界清晰，肿物后方无显著声影。图像仅显示皮损的边界区域（箭头处为复合痣与正常组织的交界）

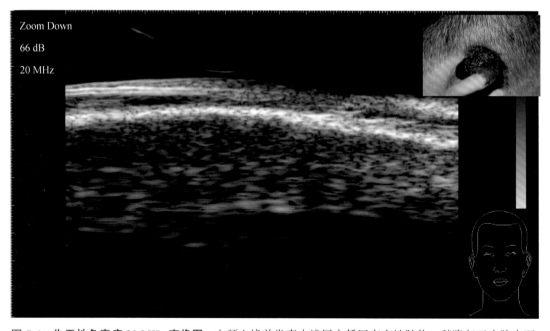

图 5-6　先天性色素痣 20 MHz 声像图。左耳上缘单发真皮浅层中低回声实性肿物，稍隆起于皮肤表面，边界不甚清晰，内部回声相对均匀，肿物后方无显著声影。大部分先天性色素痣属于复合痣，但比一般复合痣有更大的厚度，故而建议使用较低频率的超声扫查以保证全层显影

第二节　脂溢性角化症（图 5-7 至图 5-12）

　　脂溢性角化症是中老年人常见的皮肤良性肿物。脂溢性角化症在临床上表现为边界清晰的、外生性的扁平丘疹或斑块，厚薄差异较大。由于质地与周边表皮及其下真皮差异较大，所以在 B 超下可以清晰观察。对于脂溢性角化症，皮损本身较浅，一般建议使用 50 MHz以上频率的超声观察以期获得更清晰的影像；对于厚度过大的皮损，50 MHz 频率超声穿透能力不足时可以使用 20 MHz 频率超声观察。

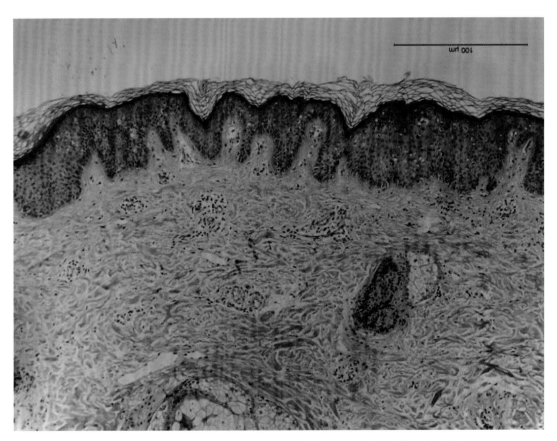

图 5-7　**脂溢性角化症（HE，10×）**。表皮棘细胞层肥厚，角化过度不明显

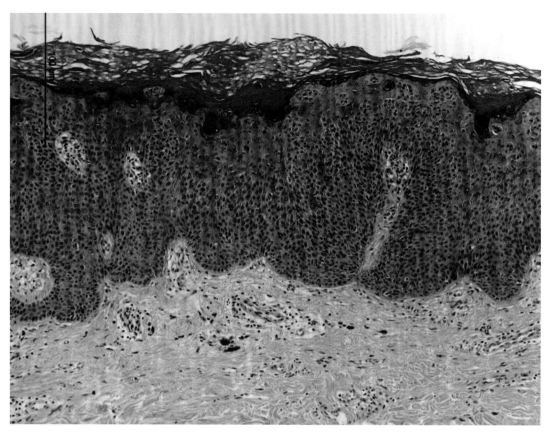

图 5-8　**脂溢性角化症（HE，10×）。**表皮角化过度，棘细胞层明显肥厚

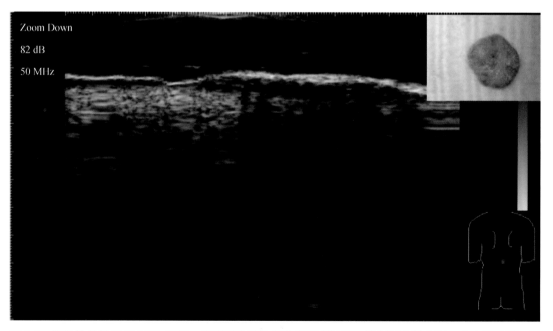

图 5-9　**脂溢性角化症 50 MHz 图像。**背部表皮层内实性低回声肿物，隆起于皮肤表面，表皮层增厚，回声增强，边界清晰，后伴宽大声影

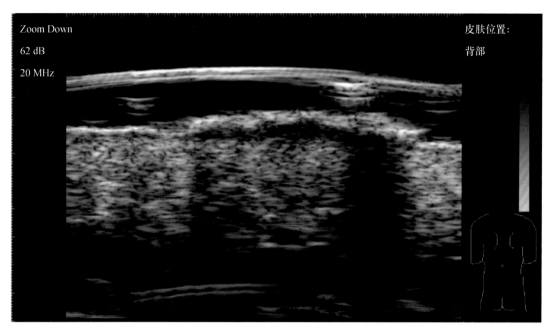

图 5-10　与图 5-9 同一皮损 **20 MHz** 图像。同样表现为背部表皮层内实性低回声肿物，表皮层增厚，回声增强，边界清晰，但因 20 MHz 频率超声较 50 MHz 频率超声穿透力更高，因此肿物后方声影不明显

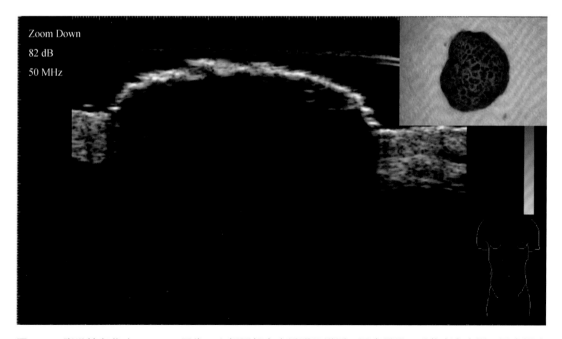

图 5-11　脂溢性角化症 **50 MHz** 图像。左侧腰部表皮层明显增厚，回声增强，后伴宽大声影，因声影遮挡表真皮结构无法分辨

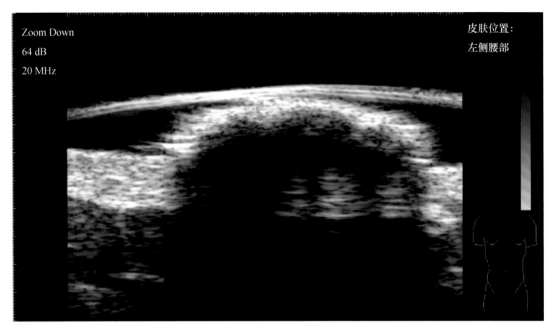

图 5-12　与图 5-11 同一皮损 20 MHz 图像。左侧腰部皮肤内低回声区，边界清楚，可见皮损区位于真皮外，呈外生性。有些脂溢性角化症肥厚明显，影响超声穿透，对于这些皮损，20 MHz 频率超声能够更好地完成对于皮损层次的观察

第三节　表皮样囊肿（图 5-13 至图 5-18）

　　表皮样囊肿是皮肤科最常见的囊性肿物。表皮样囊肿在临床上表现为真皮内可触及的圆形结节，质地韧或硬，呈皮色或淡青色，部分可见角栓开口。其边界清楚，内容物为角质物，与周边真皮差异较大，在 B 超下可以清晰观察。表皮样囊肿通常较大，需要 20 MHz 频率超声才可能观察全貌；对于囊壁而言，由于与囊内容物质地接近，较难区分，分辨率较高的 50 MHz 频率超声有时更有利于囊壁的观察。

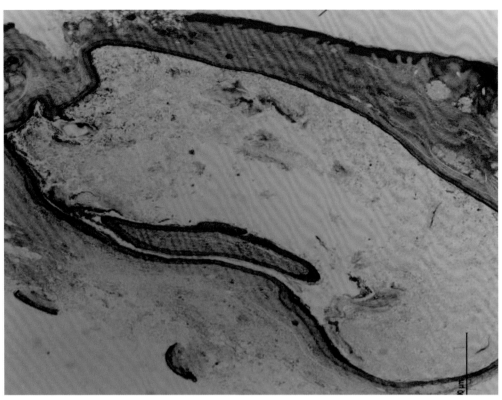

图 5-13 表皮样囊肿（HE，2.5×）。真皮内囊性结构，囊壁清晰，为复层鳞状上皮，内含角质物

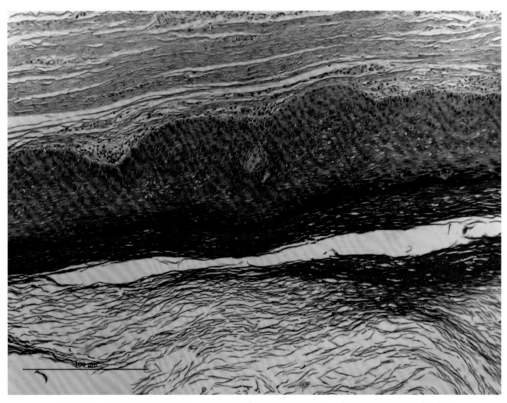

图 5-14 表皮样囊肿（HE，10×）。囊壁可见颗粒层，囊内可见板层状角质物

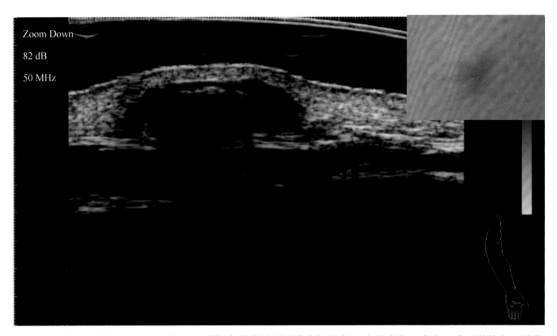

图 5-15　**表皮样囊肿 50 MHz 图像。**左臂部真皮内椭圆形囊实性肿物，边界清晰，囊内回声不甚均匀。肿物后方无显著声影

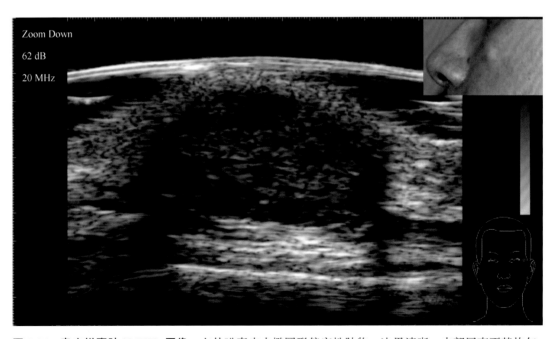

图 5-16　**表皮样囊肿 20 MHz 图像。**左外眦真皮内椭圆形偏实性肿物，边界清晰，内部回声不甚均匀。肿物后方回声增强

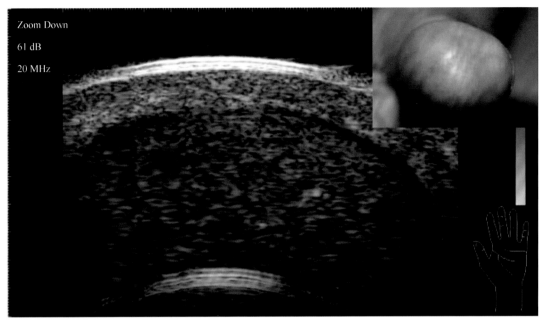

图 5-17 表皮样囊肿 20 MHz 图像。左手拇指指腹真皮内椭圆形中低回声囊实性肿物，边界较清晰，内部可见细密点状回声，回声较均匀

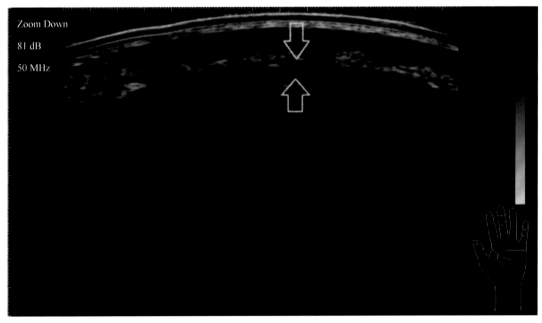

图 5-18 与图 5-17 同一皮损 50 MHz 图像。真皮内椭圆形中低回声囊实性肿物，边界较清晰，囊壁清晰可见。因 50 MHz 探查深度一般仅为 4 mm，病变后界未显示

第四节　瘢痕疙瘩（图 5-19 至图 5-24）

瘢痕疙瘩是皮肤科常见的良性肿物。瘢痕疙瘩在临床上表现为突出皮肤表面的质韧或质硬结节 / 肿物，皮色至淡红色，光滑。对于瘢痕疙瘩，通常皮损较厚，需要 20 MHz 频率超声才可能观察全貌；皮肤 B 超除可进行诊断外，还可以通过范围和皮损回声强度变化来评价非手术治疗效果。

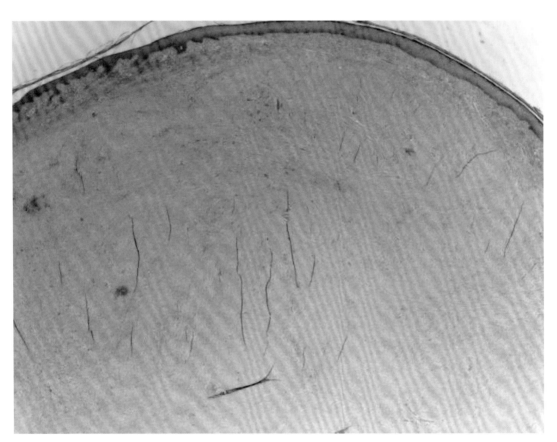

图 5-19　瘢痕疙瘩病理图像（2.5×）。真皮内见大量胶原组织增生，排列紊乱

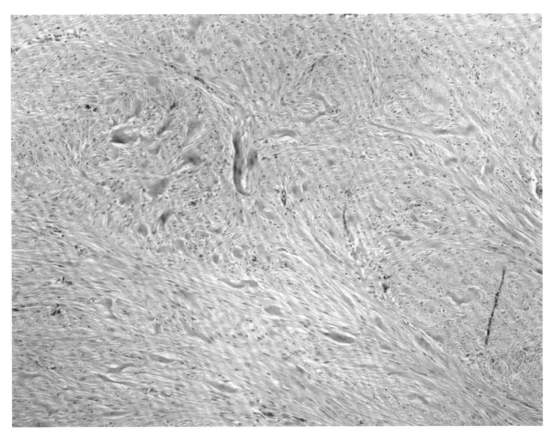

图 5-20　瘢痕疙瘩病理图像（10×）。 真皮内明显排列紊乱，粗厚、均一红染的胶原束，可见肥大的成纤维细胞平行于胶原束排列，胶原束间可见黏蛋白

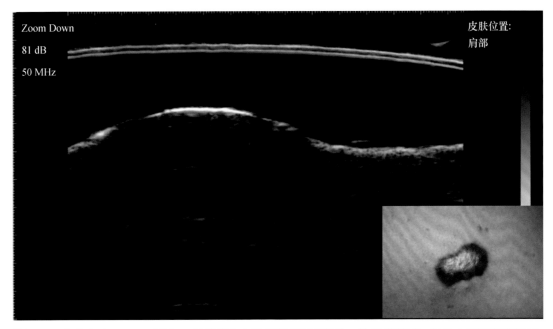

图 5-21　瘢痕疙瘩 50 MHz 图像。 肩部真皮内椭圆形低回声肿物，边界尚清晰，肿物内回声不甚均匀。肿物下部显示不完整

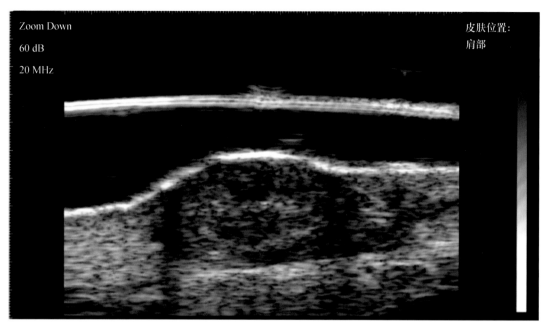

图 5-22　与图 5-21 同一皮损 20 MHz 图像。肩部真皮内椭圆形中低回声肿物，边界尚清晰，肿物内回声不甚均匀，中央少许漩涡样。肿物显示完整，后方无显著声影

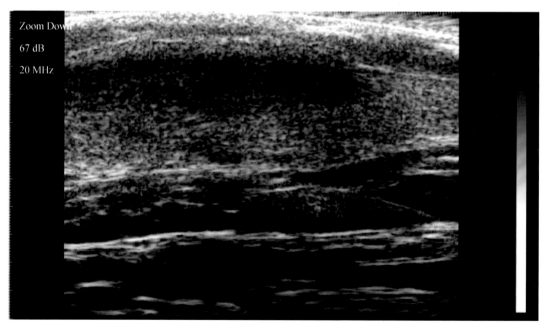

图 5-23　瘢痕疙瘩（治疗前）20 MHz 图像。前胸部真皮内椭圆形中低回声肿物，边界尚清晰，肿物内回声不甚均匀

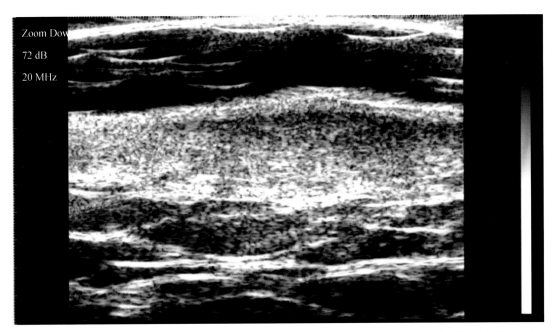

图 5-24　瘢痕疙瘩（治疗后）20 MHz 图像。前胸部真皮内椭圆形中低回声肿物，较之前厚度明显变薄，大部分区域回声接近周围正常皮肤

第五节　基底细胞癌（图 5-25 至图 5-29）

　　基底细胞癌是皮肤科最常见的恶性肿瘤。基底细胞癌在临床和病理上可以分为很多类型，常见的有结节型、浅表型，少见的有硬斑病样型等类型。结节型为最常见的类型，临床上表现为突出皮肤表面的结节 / 肿物，黑色或青灰色，有珍珠母样边缘，边缘较清楚。对于该型基底细胞癌，通常浸润真皮中层至深层，有时需要 20 MHz 频率超声才能较完整地观察。浅表型是好发于非暴露部位的常见类型，为真皮浅中层的斑块，50 MHz 频率超声即可很好地观察。硬斑病样型极为少见，肿瘤边缘不甚清晰，使用超声判断边缘比较困难。

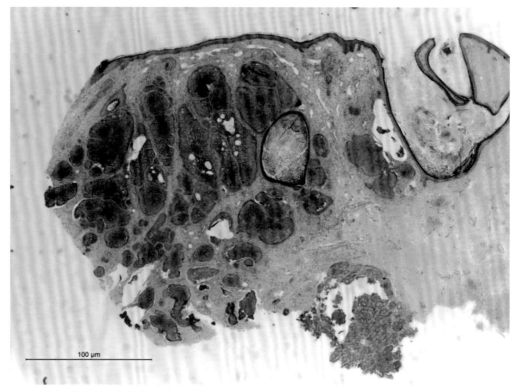

图 5-25　结节型基底细胞癌（HE，2.5×）。真皮内可见肿瘤细胞团块侵犯真皮全层，为基底样细胞，细胞形态较一致，周边呈栅栏状排列

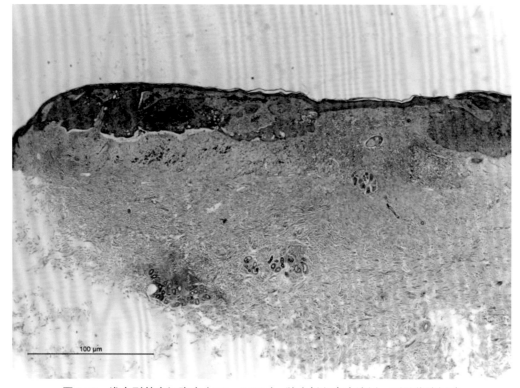

图 5-26　浅表型基底细胞癌（HE，2.5×）。肿瘤侵犯真皮浅层，可见收缩间隙

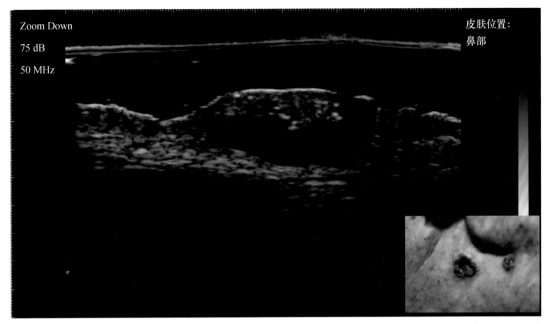

图 5-27　**结节型基底细胞癌的 50 MHz 图像。**鼻背皮肤层内实性低回声肿物，累及表皮及真皮层，皮肤表面凹凸不平，病变呈宽基底，形态不规则，边界清晰，内部回声不均匀，可见数个点状强回声，后方无明显声影

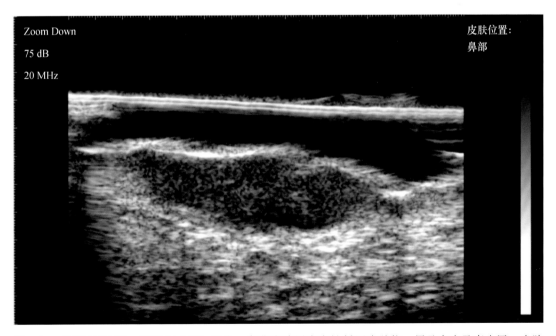

图 5-28　**与图 5-27 同一皮损 20 MHz 图像。**鼻背皮肤层内实性低回声肿物，累及表皮及真皮层，皮肤表面凹凸不平，病变呈宽基底，形态不规则，边界清晰，内部回声欠均匀，肿物显示完整，后方无显著声影

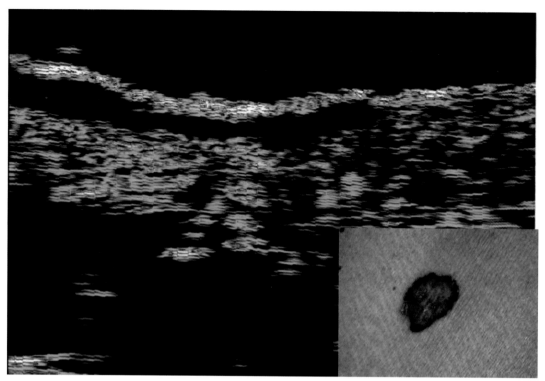

图 5-29　浅表型基底细胞癌的 **20 MHz** 图像。躯干部表皮及真皮浅层内低回声肿物，边界清晰，皮肤表面凹凸不平

第六节　鳞状细胞恶性肿瘤（图 5-30 至图 5-38）

　　鳞状细胞来源恶性肿瘤是皮肤科另一种常见的恶性肿物。鳞状细胞癌在临床和病理上主要分为癌前病变、原位鳞状细胞癌和侵袭性鳞状细胞癌。皮肤科最常见的癌前病变是日光性角化症，仅以表皮基底层细胞的异形及排列紊乱为主要表现，临床上表现为主要见于光暴露部位的红色斑片伴不规则角化。原位鳞状细胞癌仅侵犯表皮层，表现为边界较清楚的红色或红褐色斑块，较为表浅，50 MHz 频率超声可以较好地观察。侵袭性鳞状细胞癌侵犯真皮浅中层乃至深层，临床上表现为突出皮肤表面的结节 / 肿物，通常伴有明显的异常角化，通常需要 20 MHz 频率超声才能较完整地观察，并且最好清除掉多余的痂屑以利于超声穿透皮损。还有一种特殊的鳞状细胞来源肿瘤是角化棘皮瘤，该病之前被认为有较大概率可自行消停而不被认为是恶性肿瘤，但由于仍不断有转化为侵袭性鳞状细胞癌，甚至转移扩散的风险，现通常按照鳞状细胞癌进行处理。角化棘皮瘤在临床上表现为生长迅速的规则肿物，中央明显角化，B超表现与鳞状细胞癌接近。

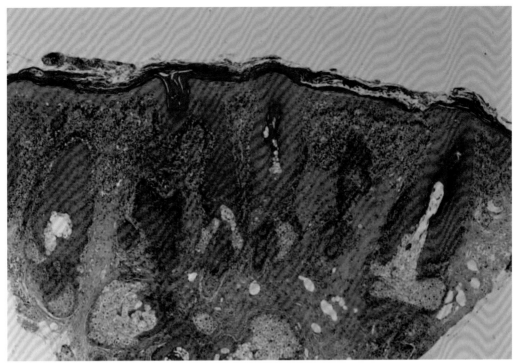

图 5-30　**日光性角化症（HE，2.5×）**。表皮基底层细胞增生异形，排列紊乱。真皮浅层淋巴细胞浸润，可见真皮日光弹力纤维变性

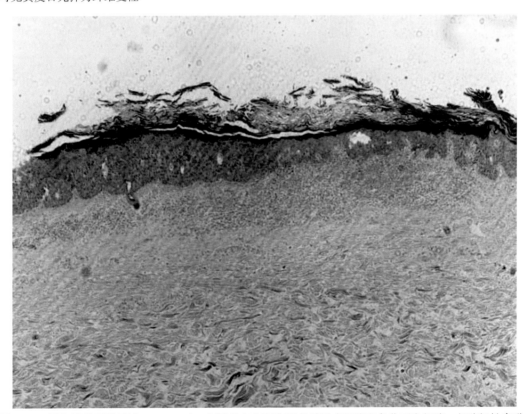

图 5-31　**原位鳞状细胞癌（HE，4×）**。全层表皮内不典型角质形成细胞和角化不良细胞，细胞极性紊乱。真皮浅层淋巴细胞浸润

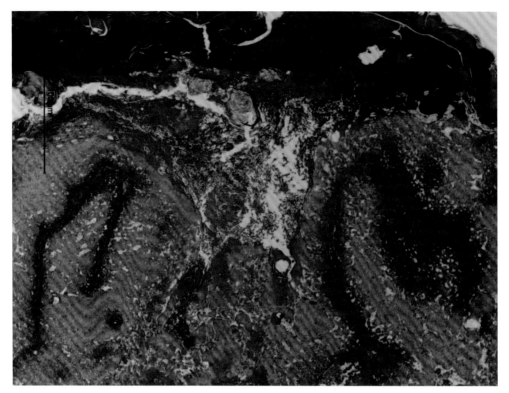

图 5-32　侵袭性鳞状细胞癌（HE，2.5×）。不典型角质形成细胞增生，向下侵犯真皮全层，伴坏死

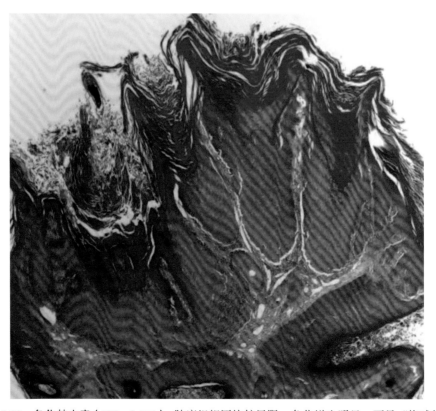

图 5-33　角化棘皮瘤（HE，2.5×）。肿瘤组织团块较局限，角化增生明显，可见"抱球征"

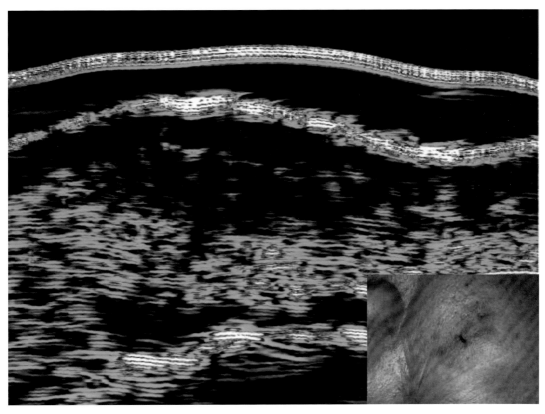

图 5-34　日光性角化症的 50 MHz 图像。面部表皮层及真皮层内实性低回声区，病变区表皮回声增强，深侧真皮层内可见回声减低区，边界不清，形态不规则

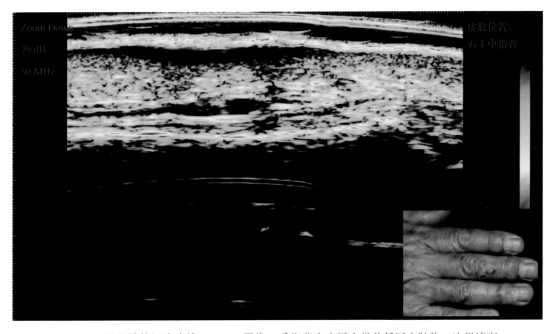

图 5-35　原位鳞状细胞癌的 50 MHz 图像。手指背表皮层内带状低回声肿物，边界清晰

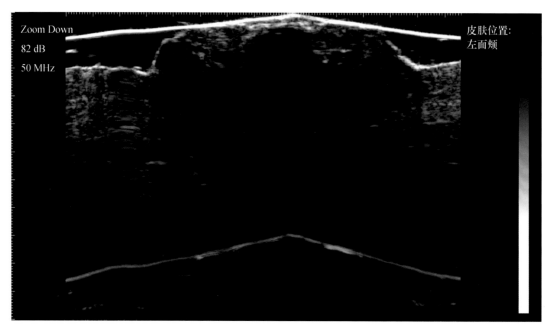

图 5-36 **角化棘皮瘤 50 MHz 图像。**面部表皮及真皮层内实性低回声肿物，皮肤表面凹凸不平，边界清晰，形态不规则，病变中央区伴后方声影

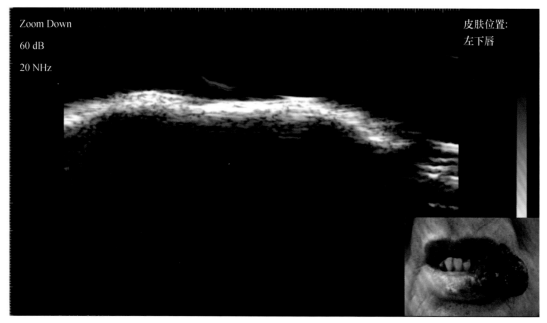

图 5-37 **侵袭性鳞状细胞癌（表面明显角化）的 20 MHz 图像。**下唇表皮层明显角化增厚，回声增强，凹凸不平，病变深部因宽大声影遮挡未能显示

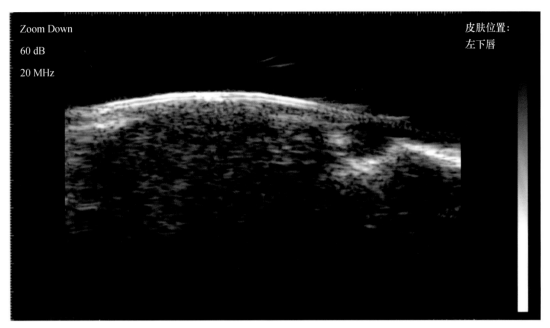

图 5-38　与图 5-37 同一皮损（去除痂屑后）的 **20 MHz** 图像。真皮内实性中低回声肿物，表面凹凸不平，形态不规则，边界不清晰，肿物内回声不均匀

第七节　恶性黑素瘤（图 5-39 至图 5-44）

　　恶性黑素瘤是皮肤科一种少见但恶性度极高的恶性肿物。恶性黑素瘤有很多分类，与预后相关的主要分为原位恶性黑素瘤和侵袭性恶性黑素瘤。原位恶性黑素瘤侵犯表皮层，没有明显增生，表现为不清晰、不规则、不对称的黑色或棕褐色斑片，通常难以通过 B 超观察。侵袭性恶性黑素瘤侵犯真皮浅中层乃至深层，临床上表现为突出皮肤表面的黑褐色结节 / 肿物，通常需要 20 MHz 频率超声才能较完整地观察。此外，黑素瘤的观察还受到部位的限制。亚洲人黑素瘤高发于指端，该处常有极厚的角质层，影响超声穿透，很多时候需要对比周边正常皮肤以利于观察判断。

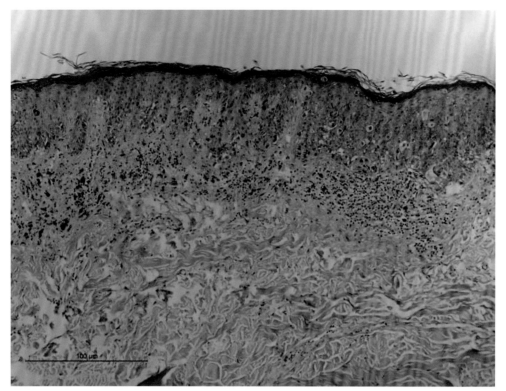

图 5-39　原位恶性黑素瘤（HE，10×）。表皮内散在及成巢的黑素细胞，细胞异型性明显，真皮浅层明显淋巴细胞浸润，可见明显噬黑素细胞

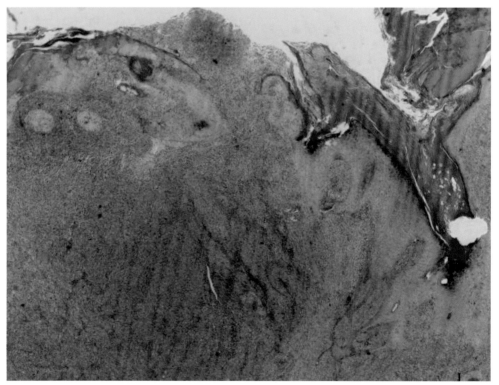

图 5-40　侵袭性恶性黑素瘤（HE，4×）。真皮内巨大黑素瘤细胞团块，细胞异型性明显，可见明显核丝分裂象

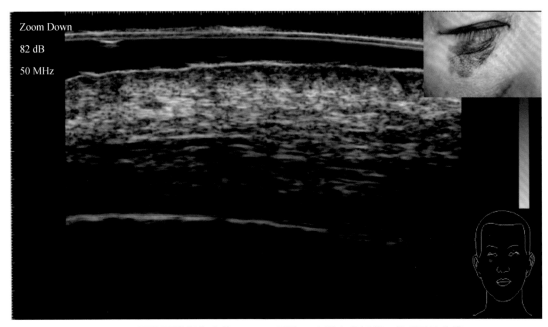

图 5-41　**原位恶性黑素瘤的 50 MHz 图像。**皮损本身极薄，几乎无法分辨

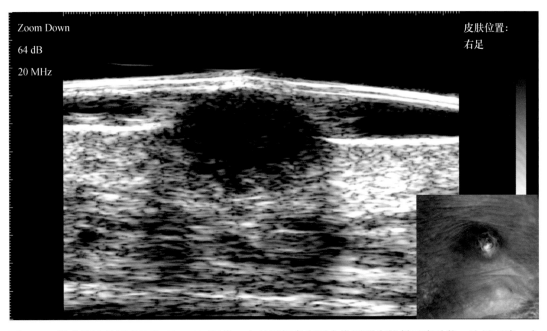

图 5-42　**侵袭性恶性黑素瘤的 20 MHz 图像。**右足跟部真皮层内类圆形实性低回声肿物，边界不清，内部回声均匀。肿物显示完整，后方无显著声影

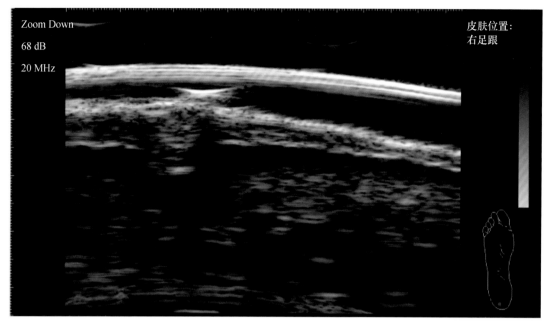

图 5-43　侵袭性恶性黑素瘤（肢端）的 **20 MHz** 图像。足跟表皮层增厚，连续性中断，真皮浅层可见不规则低回声区，边界尚清

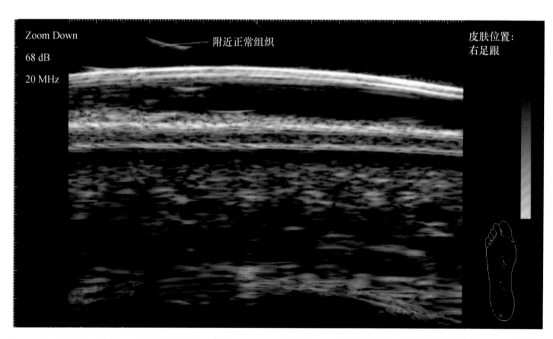

图 5-44　与图 5-43 同一皮损周边正常皮肤的 **20 MHz** 图像。表皮层呈两高一低平滑线样回声，真皮层呈厚度一致、回声均匀的中等回声

第八节　血管球瘤（图 5-45 至图 5-50）

　　血管球瘤是常见的皮肤良性肿物，常发生于肢端，尤其是甲下，临床诊断较为困难。甲下血管球瘤在临床上表现为甲板的纵行浅红色至皮色沟或嵴，充分发展后也可表现为肿物并出现甲板破坏。甲板本身常常阻碍了临床观察，B 超在这种情况下可以起到很好的辅助诊断作用。对于甲下血管球瘤，由于甲板的阻碍，一般观察甲床及甲母时，20 MHz 频率的超声的穿透效果更好，对该部分组织本身观察效果更好。另外，将病变区域与病变周围及对侧正常甲的 B 超图像进行对比更有利于对肿瘤范围的评价。50 MHz 频率超声对甲板的成像更为清晰，对于观察甲板异常为主的疾病更为有利。

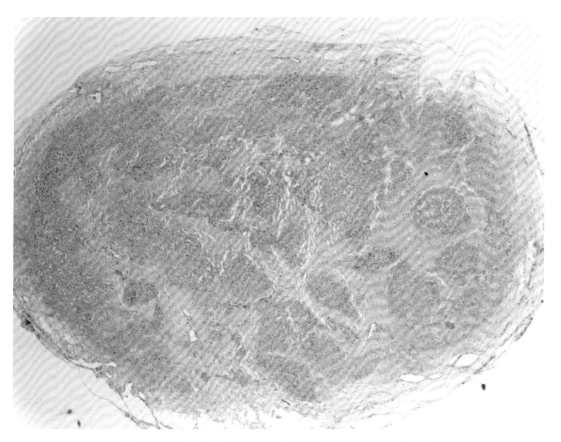

图 5-45　血管球瘤（HE，10×）。真皮内境界清晰的肿瘤团块

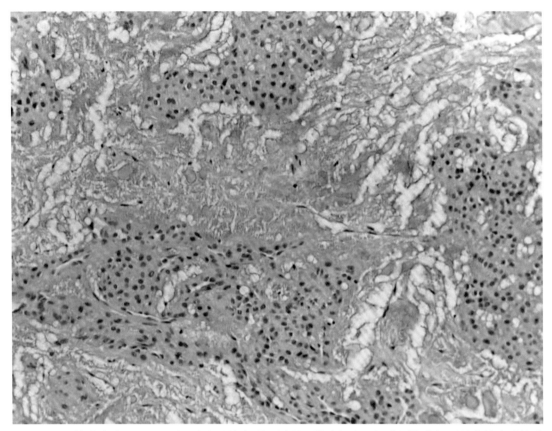

图 5-46　血管球瘤（HE，40×）。肿瘤团块内明显圆形血管球细胞，细胞团块中间可见大量嗜碱性黏蛋白

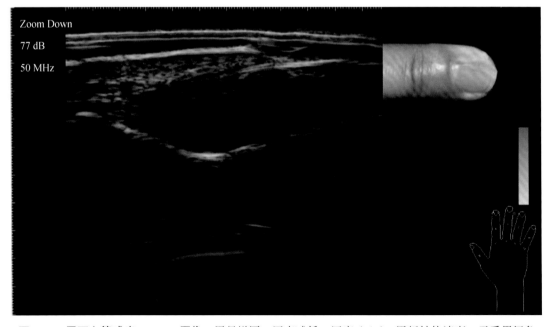

图 5-47　甲下血管球瘤 50 MHz 图像。甲母增厚，回声减低，压痛（＋），甲板结构清晰，无受累征象

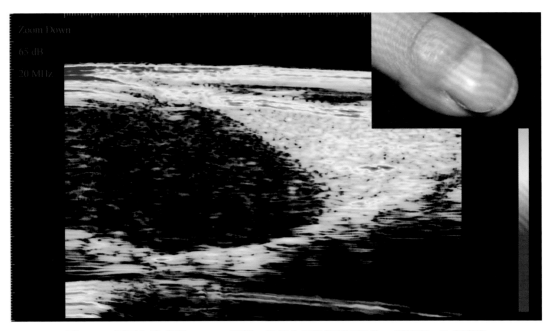

图 5-48 甲下血管球瘤 **20 MHz** 图像。甲母内实性低回声肿物，椭圆形，边界清晰

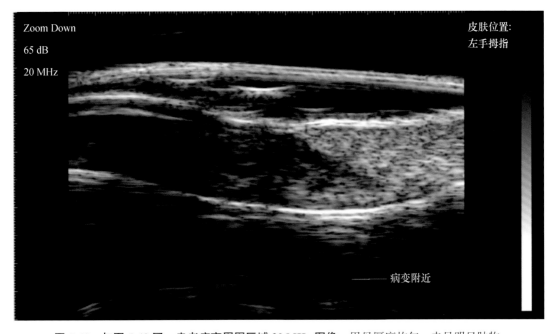

图 5-49 与图 5-48 同一患者病变周围区域 **20 MHz** 图像。甲母厚度均匀，未见明显肿物

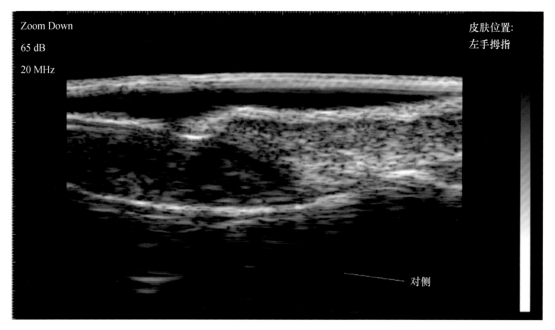

Zoom Down

65 dB

20 MHz

皮肤位置:
左手拇指

对侧

图 5-50　与图 **5-48** 同一患者对侧甲 **20 MHz** 图像。甲母厚度均匀，未见明显肿物

第九节　皮肤纤维瘤及神经纤维瘤（图 5-51 至图 5-54）

　　皮肤纤维瘤是常见的皮肤良性肿物，一般表现为四肢的个别棕褐色结节，质地坚韧，和表皮粘连。皮肤纤维瘤的边界不甚清晰，通常体积较小，在 50 MHz 频率超声下多可清晰观察。神经纤维瘤相对皮肤纤维瘤较少见，一般表现为外生的半球状肿物，呈肤色，质地软。由于通常体积偏大，20 MHz 频率超声较易观察到完整瘤体。

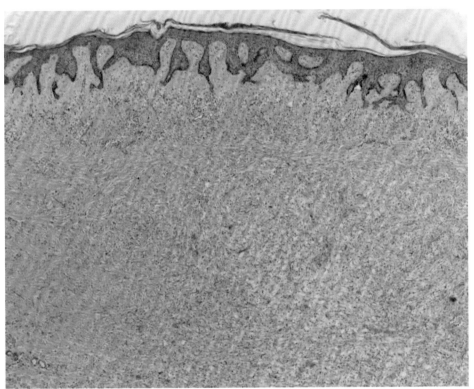

图 5-51 皮肤纤维瘤（HE，10×）。表皮突向下延伸，基底层色素增加，真皮内大量成纤维细胞杂乱排列，伴粗厚胶原束，肿瘤边缘不甚清晰

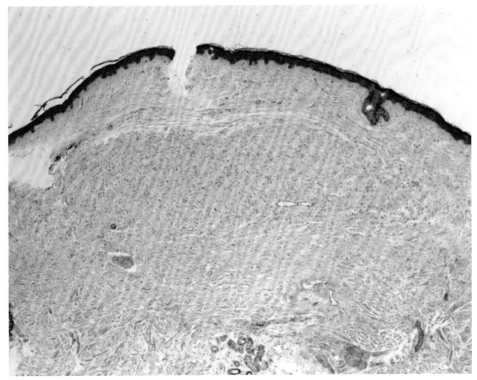

图 5-52 神经纤维瘤（HE，10×）。表皮无明显异常，真皮内见边界较为清晰的瘤体，内含多数 S 形和梭形核细胞，排列杂乱

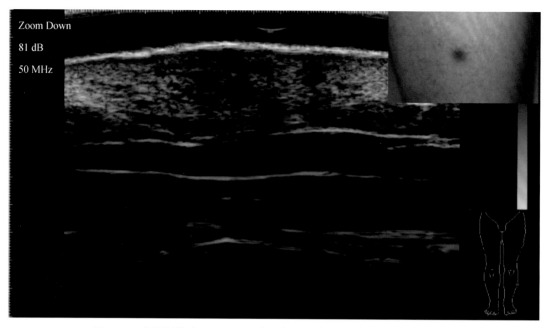

图 5-53　皮肤纤维瘤 50 MHz 图像。真皮内实性低回声团块，边界不清

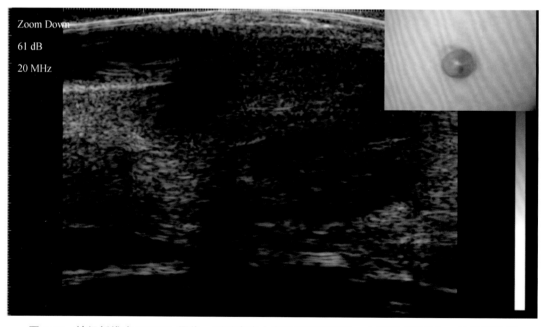

图 5-54　神经纤维瘤 20 MHz 图像。可见真皮内实性低回声团块，内部回声尚均匀，边缘较清晰

（李　航　冉梦龙）

第六章

血管瘤及脉管畸形的超声成像特点

第一节 总 论

皮肤血管瘤和脉管畸形是婴幼儿的常见疾病，越来越引起临床医师和家长的关注。传统的分类方法依据形态学将血管瘤和脉管畸形模糊统称为"血管瘤"，包括鲜红斑痣、草莓状血管瘤、海绵状血管瘤及混合型血管瘤。20 世纪 80 年代 Mulliken 和 Glowacki 根据疾病的生物学行为及组织病理学特征将传统意义上的血管瘤分为血管瘤和脉管畸形。国际脉管性疾病研究协会（ISSVA）在此基础上进一步完善该分类（表 6-1）。

其中，婴儿血管瘤是婴幼儿期最常见的良性肿瘤，生后不久发病，在经历一个快速生长期后，进入缓慢的消退期。大部分血管瘤经历数年后可自行消退。但是发生在眼、上呼吸道、口唇等部位的复杂性血管瘤可导致相应的重要器官功能受损；而面部、外阴及肢体的血管瘤、脉管畸形可影响患者容貌及美观，患者常要求积极治疗。脉管畸形不能自行消退，可导致病变部位过度生长，少数可出现萎缩。

超声、磁共振及 CT 等影像学检查在脉管性疾病的诊断、分期、治疗及随访过程中发挥了重要的作用。高频皮肤超声具有实时、在体、操作简单、无辐射，且可重复性好等特点，在皮肤脉管性疾病治疗中具有广阔的应用前景，必将逐渐为患儿家长及临床医师所接受。

本章根据 ISSVA 2014 年脉管性疾病的新分类，对临床中常见的脉管性疾病皮肤超声成像特点进行描述、总结。同时列表分析血管瘤和脉管畸形在临床病理及超声下鉴别要点。此外，对于易与血管性疾病混淆的儿童常见皮肤肿物的高频超声表现进行描述、鉴别。

表 6-1　ISSVA 2014 年脉管性疾病分类 *

血管性肿瘤	脉管畸形			
	单纯型	混合型	大血管畸形	伴其他异常的综合征
良性血管性肿瘤	毛细血管畸形（CM）	毛细血管静脉畸形	大血管畸形	Klippel-Trenaunay 综合征
婴儿血管瘤	淋巴管畸形（LM）	毛细血管淋巴管畸形		Parkers-Weber 综合征
先天性血管瘤	静脉畸形（VM）	淋巴管静脉畸形		Sturge-Weber 综合征
快速消退型	动静脉畸形（AVM）	毛细血管淋巴管静脉		CLOVES 综合征等
非消退型	动静脉瘘（AVF）	畸形		
部分消退型		毛细血管动静脉畸形		
丛状血管瘤		毛细血管淋巴管动静		
梭形细胞血管瘤		脉畸形		
上皮样血管瘤		其他		
化脓性肉芽肿				
其他				
局灶侵袭性或交界性				
血管性肿瘤				
卡波西样血管内皮瘤				
网状血管内皮瘤				
淋巴管内乳头状血管				
内皮瘤				
混合性血管内皮瘤				
卡波西肉瘤				
其他				
恶性血管性肿瘤				
血管肉瘤				
上皮样血管内皮瘤				
其他				

* Wassef M，Blei F，Adams D，et al. Vascular Anomalies Classification：Recommendations From the International Society for the Study of Vascular Anomalies. Pediatrics，2015，136（1）：e203-214.

CLOVES 综合征：CLO 代表躯干先天性脂肪瘤（congenital lipomatous overgrowth），V 代表血管畸形（vascular malformations），E 代表表皮痣（epidermal nevi），S 代表包括多指 / 趾在内的多种骨骼畸形（scoliosis，and other skeletal anomalies）

第二节　婴儿血管瘤（图 6-1 至图 6-12）

　　临床上将婴儿血管瘤分为快速生长期和缓慢消退期。大部分血管瘤经历数年后可自行消退。生长期血管瘤的血管内皮增生显著，构成丰富的管腔，形成丰富的血流，高频超声下为境界清楚的低回声区，大部分瘤体内回声均匀。消退期血管瘤的血管内皮细胞逐渐凋亡，管腔数量减少，继而纤维组织、脂肪组织等增生代替血管成分，依据增生成分不同，可出现回声逐渐增强、减弱或内部回声不均匀。此外，它还可准确显示血管瘤的生长位置，可进一步区分浅表血管瘤、深在性血管瘤或混合性血管瘤。

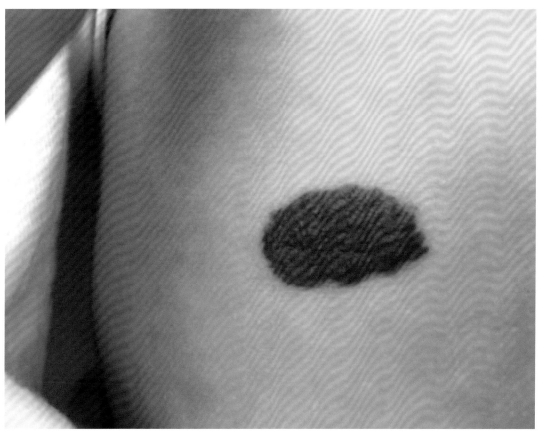

图 6-1　**增生期血管瘤大体图像。**1 个月 16 天女童，右季肋区 1.5 cm×1.0 cm 大小鲜红色斑块

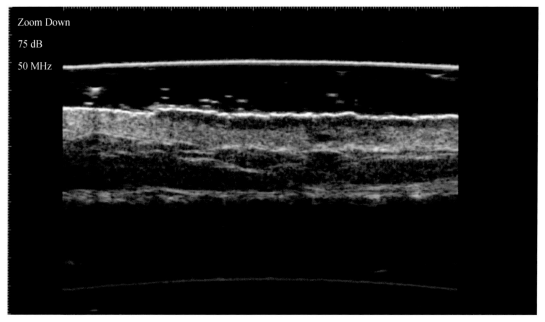

图 6-2　**与图 6-1 同一患儿增生期血管瘤 50 MHz 图像。**真皮浅层边界清楚的低回声带，内部回声均匀（浅表性血管瘤）

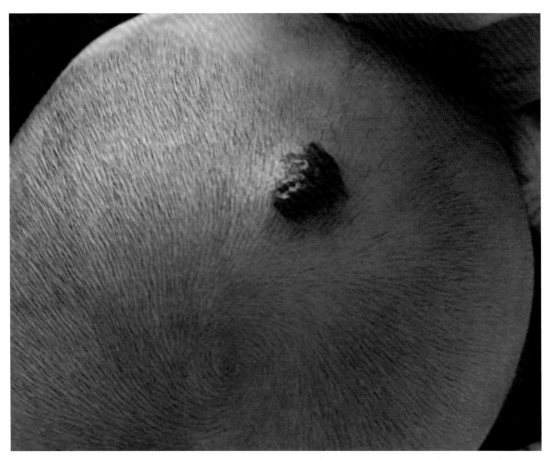

图 6-3　增生期血管瘤大体图像。2 个月 7 天女童，头顶部 1.2 cm×0.8 cm 鲜红色不规则皮肤肿物

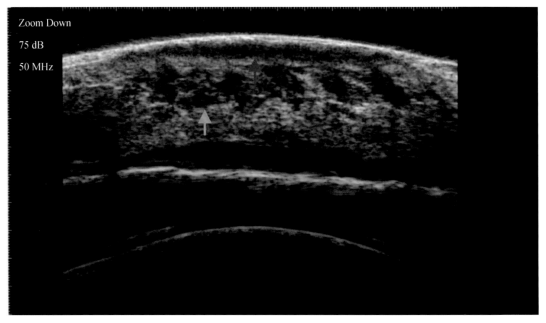

图 6-4　与图 6-3 同一患儿增生期血管瘤 50 MHz 图像。真皮浅层均匀低回声区（红色箭头），其下真皮呈不均匀回声带，内部可见多发无回声区，呈血窦样改变（蓝色箭头）（混合性血管瘤）

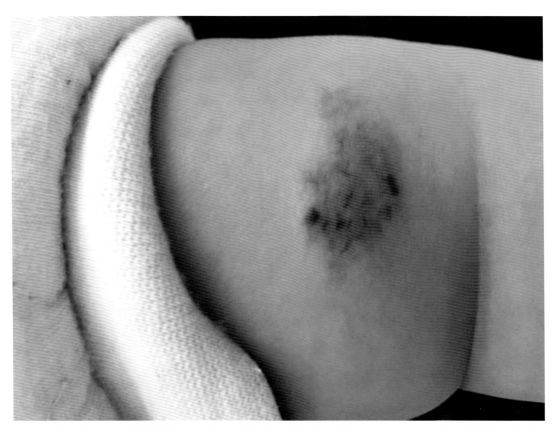

图 6-5　增生期血管瘤大体图像。2 个月 30 天女童，左上肢大小约 1.5 cm×1.1 cm 暗红色斑块，表面皮肤血管扩张

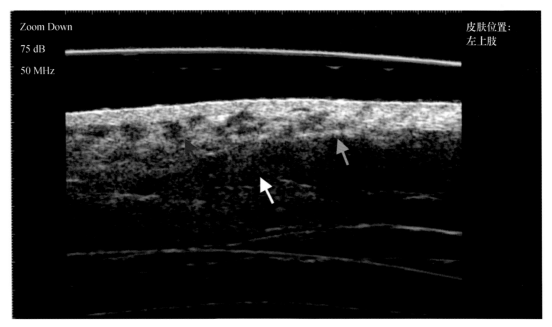

图 6-6　与图 6-5 同一患儿增生期血管瘤 50 MHz 图像。皮损与右侧邻近正常皮肤界限清楚（蓝色箭头），真皮中、深层可见带状低回声区，其内可见血窦样无回声区（红色箭头），其下脂肪组织回声较正常时增强（白色箭头）（深在性血管瘤）

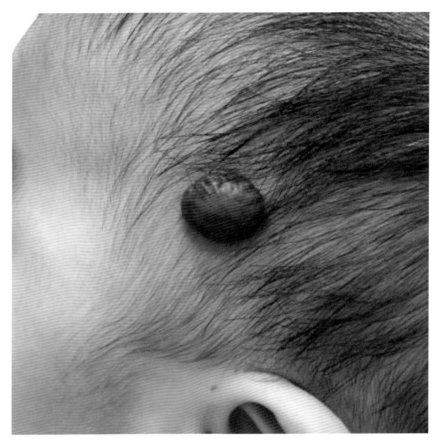

图 6-7　消退期血管瘤——早期大体图像。6 个月 5 天男童，左颞部皮肤暗红色隆起性肿物，直径约 1.2 cm，表面皮肤松软，色泽变淡

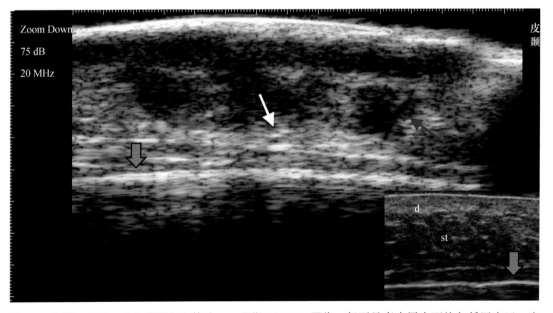

图 6-8　与图 6-7 同一患儿消退期血管瘤——早期 20 MHz 图像。仍可见真皮层内不均匀低回声区，边界不清（红色箭头），其下方脂肪组织回声增强（白色箭头），颅骨连续（蓝色箭头），未见血管瘤累及。右下角示肿瘤邻近正常头皮超声图。d：真皮层；st：皮下组织层

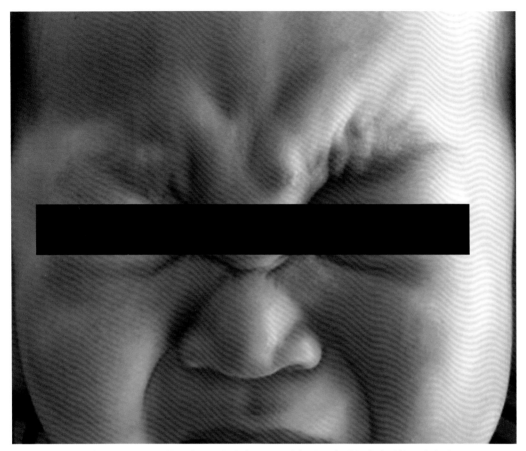

图 6-9 消退期血管瘤——中期大体图像。1 岁女童，左眉内侧淡红色质韧皮肤肿物，大小约 0.8 cm×0.6 cm

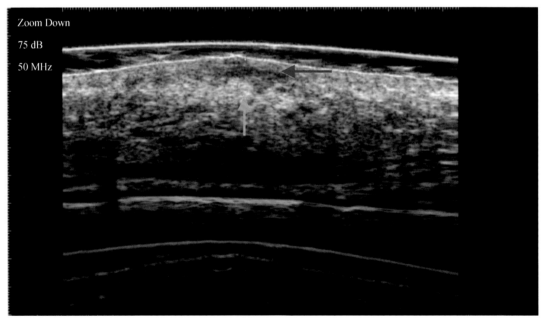

图 6-10 与图 6-9 同一患儿消退期血管瘤——中期 50 MHz 图像。真皮浅层低回声区（红色箭头），其下方及周围真皮回声增强（蓝色箭头）（血管瘤周围组织回声增强为血管瘤消退期纤维组织修复表现）

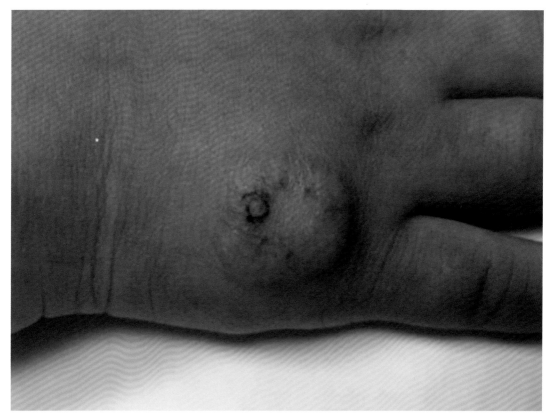

图 6-11　消退期血管瘤——晚期大体图像。3 岁 9 个月男童，右手背直径约 1.4 cm 质硬皮肤斑块，表面血管扩张

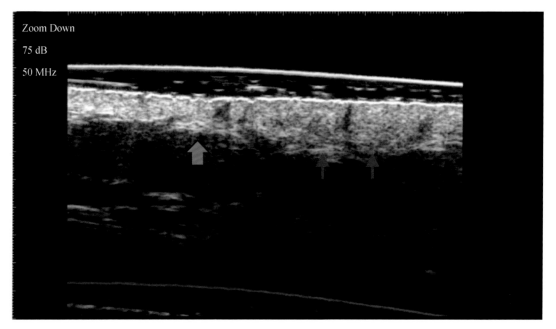

图 6-12　与图 6-11 同一患儿消退期血管瘤——晚期 50 MHz 声像图。皮损处真皮厚度增加，真皮全层呈带状中等回声（红色箭头），较邻近正常真皮回声减低（蓝色箭头示皮损与正常组织交界处），提示血管瘤组织消退，纤维组织增生

第三节 化脓性肉芽肿（图 6-13 至图 6-16）

化脓性肉芽肿是儿童常见后天获得性血管瘤，多见于面部或肢端，常伴有外伤史，多为单发，也可多发，表现为鲜红色皮肤肿物，直径多在 1 cm 以内。高频皮肤超声可以进一步明确诊断，同时显示病变深度，指导治疗。

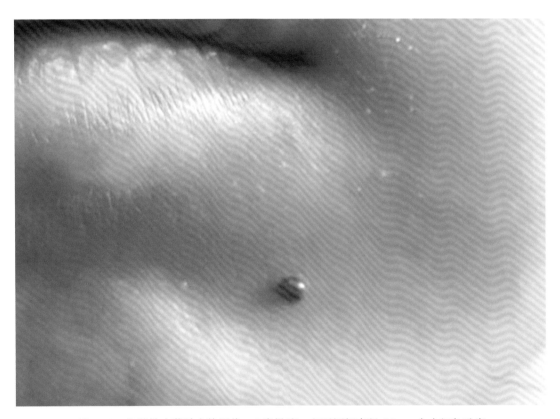

图 6-13 **化脓性肉芽肿大体图像。** 4 岁男孩，左下颏部直径 0.3 cm 大小红色丘疹

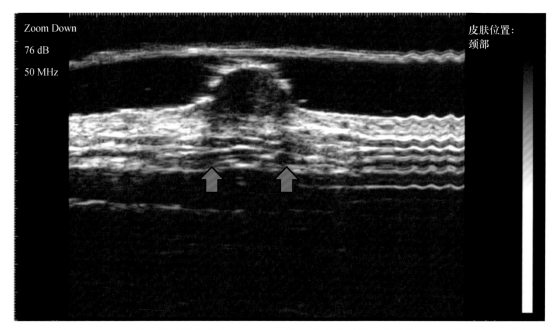

图 6-14　与图 6-13 同一患儿化脓性肉芽肿 **50 MHz** 图像。真皮浅层低回声结节，边界清，外凸，伴侧方声影（箭头），侧方声影的形成是由于肿物侧缘光滑，边缘锐利所形成的超声征象，后方略有衰减

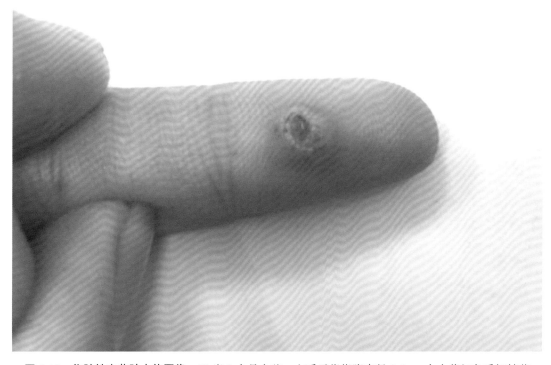

图 6-15　化脓性肉芽肿大体图像。10 岁 9 个月女孩，左手示指指腹直径 0.6 cm 大小紫红色质韧结节

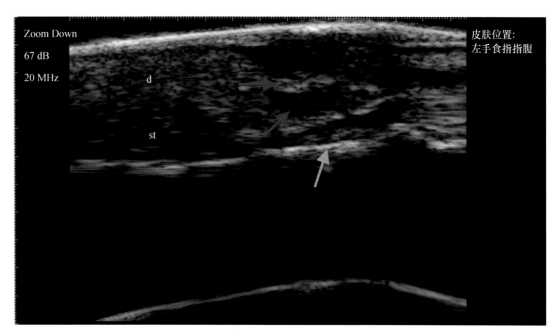

图 6-16 与图 6-15 同一患儿化脓性肉芽肿 **20 MHz** 图像。真皮全层及皮下脂肪组织可见不均质低回声区（红色箭头），边界不清，形态不规则，内部局灶回声增强，下方指骨连续，未见肿瘤累及（蓝色箭头）

第四节 丛状血管瘤和卡波西样血管内皮瘤（图 6-17 至图 6-22）

　　两者组织病理上均表现为血管内皮细胞增生，伴有管腔分化及数量不等的淋巴管形成，丛状血管瘤肿瘤团块位置浅表，呈丛状分布或形成"炮弹"样结构；卡波西样血管内皮瘤细胞成分丰富，呈梭形，弥漫分布，浸润位置深，生物学行为更具侵袭性，故 ISSVA 分类中将丛状血管瘤归为良性，将卡波西样血管内皮瘤归为交界性。高频皮肤超声检查下可以清楚显示肿瘤位置。此外，丛状血管瘤常伴有多量毛囊结构，卡波西样血管内皮瘤常有多量淋巴管结构。

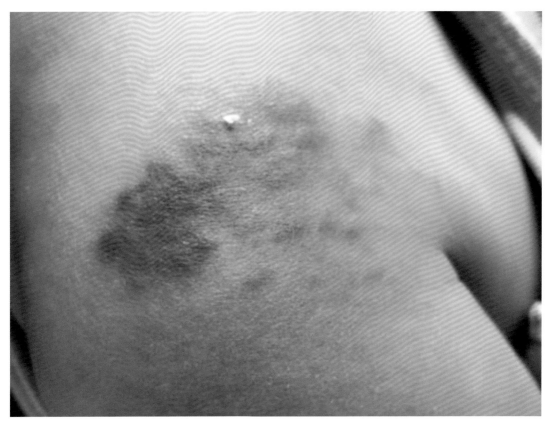

图 6-17 **丛状血管瘤大体图像。** 1 岁 6 个月男孩，左肩部淡紫红色皮肤斑块，范围约 4.8 cm×3.5 cm，边缘轻度隆起

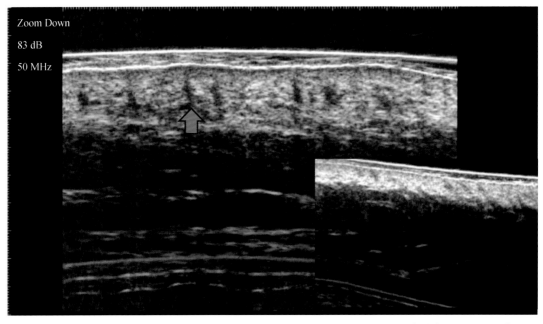

图 6-18 **与图 6-17 同一患儿丛状血管瘤 50 MHz 图像。** 真皮浅层带状低回声，真皮中、深层可见穿凿性低回声区（蓝色箭头），考虑为肥大毛囊所致

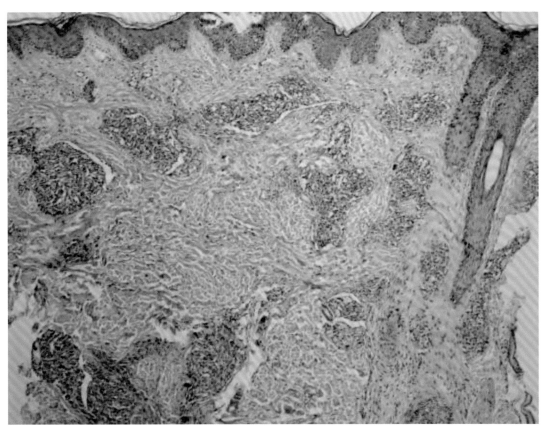

图 6-19　与图 6-17 同一患儿丛状血管瘤组织病理图。真皮全层可见内皮细胞增生性团块，呈"炮弹"样分布（HE，×100）

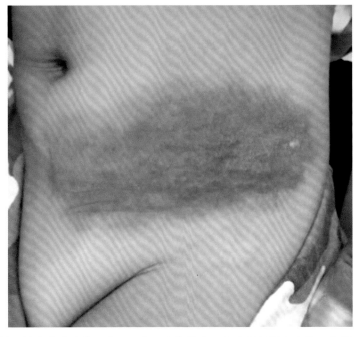

图 6-20　卡波西样血管内皮瘤大体图像。1 岁 4 个月男童，左腹部紫褐色斑块 3 个月，逐渐增大。图示左下腹部境界清楚的大小约 4 cm×2 cm 紫褐色斑块，质韧，局部有结节感

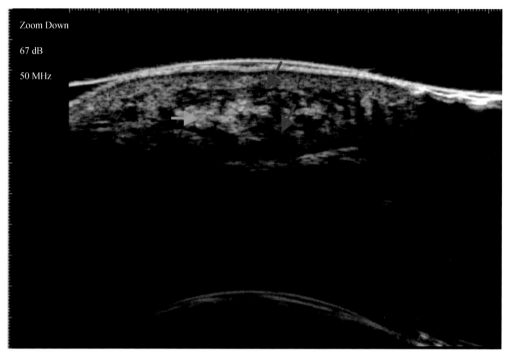

图 6-21　与图 6-20 同一患儿卡波西样血管内皮瘤 **50 MHz** 图像。病变位于真皮中下层，回声不均匀，呈无回声、低回声（红色箭头，为肿瘤分布区域）与高回声区（蓝色箭头，为纤维结缔组织区域）混杂分布

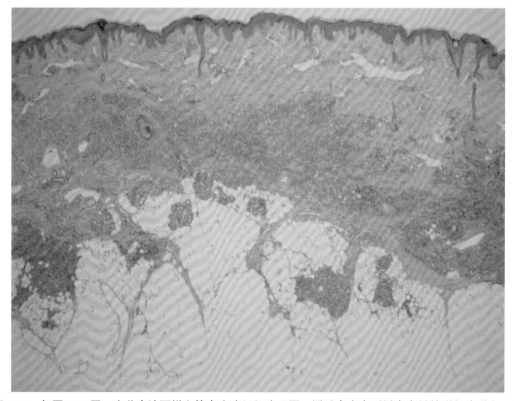

图 6-22　与图 6-20 同一患儿卡波西样血管内皮瘤组织病理图。图示真皮中下层内大量梭形细胞增生，片状或局灶分布，可见血管腔隙分化，肿瘤内可见致密胶原纤维穿插（HE，×40）

第五节 血管畸形和淋巴管畸形（图 6-23 至图 6-31）

高频超声探测深度可达皮下脂肪组织，可清楚显示皮肤组织内的血管畸形，但对皮下组织以下的大血管畸形往往显示有限，因未结合多普勒血流图像，单一高频皮肤超声检查对血管畸形应用有一定局限性。一般情况下，高频超声显示毛细血管畸形及微静脉畸形为低回声区，这与血管瘤有一定重叠，需要密切结合临床判断。对大的静脉畸形、淋巴管畸形常可显示为囊腔样或隧道样无回声区（表 6-2）。

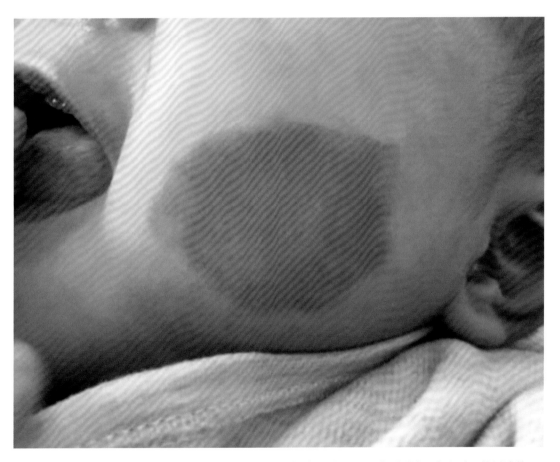

图 6-23 鲜红斑痣大体图像。3 个月 3 天男童左面部直径约 3.6 cm 类圆形淡红色斑片，境界清楚

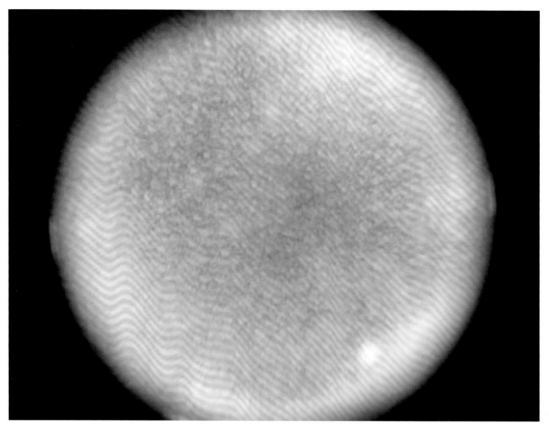

图 6-24   与图 6-23 同一患儿鲜红斑痣皮肤镜图。图示均匀的毛细血管网

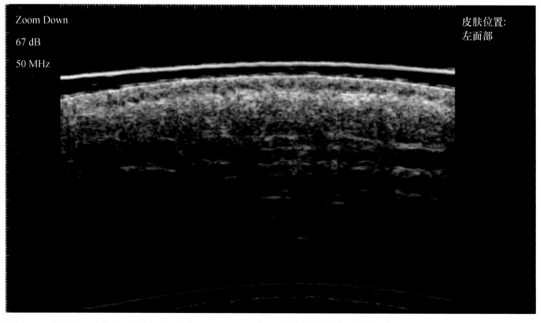

图 6-25   与图 6-23 同一患儿鲜红斑痣 **50 MHz** 图像。真皮浅层带状稍低回声，略呈蜂窝状，提示毛细血管畸形

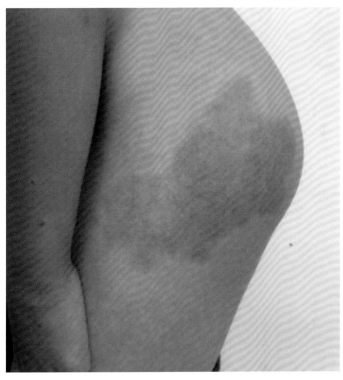

图 6-26　**鲜红斑痣大体图像**。6 岁 6 个月男童左臀部 8.6 cm×3.8 cm 淡红色斑片，境界清楚，边缘不规则

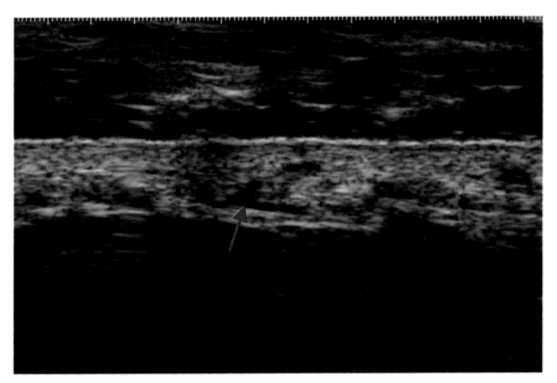

图 6-27　**与图 6-26 同一患儿鲜红斑痣 50 MHz 图像**。真皮浅层回声略有减低，为毛细血管畸形所致；真皮中、深层可见散在裂隙状或管腔样无回声或低回声区，提示合并静脉畸形（红色箭头）

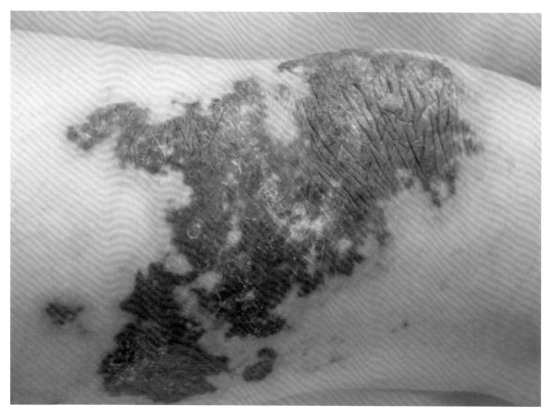

图 6-28　血管角皮瘤大体图像。9 岁 5 个月女童右下肢带状分布紫红色斑块，局部角化明显，边界不规则

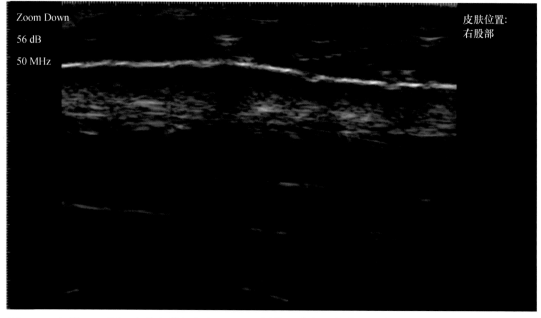

图 6-29　与图 6-28 同一患儿血管角皮瘤 50 MHz 图像。表皮回声增强，真皮浅、中层呈带状无回声区

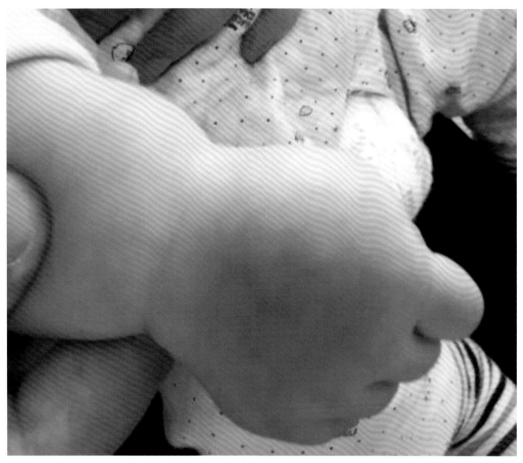

图 6-30　淋巴管畸形大体图像。7 个月 18 天男童，图示右手弥漫性肿胀，界不清，质软至质韧

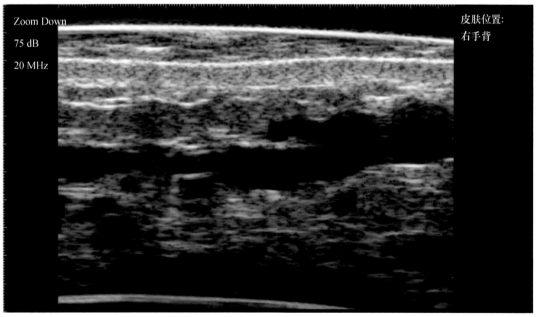

图 6-31　与图 6-30 同一患儿淋巴管畸形 **50 MHz** 图像。皮下脂肪组织内可见多发囊状、管状无回声区，呈隧道样

表 6-2	血管瘤与脉管畸形组织学及皮肤 B 超表现	
	血管瘤	**脉管畸形**
组织学	血管内皮增生	脉管结构、数量异常
皮肤 B 超	低回声，境界清楚	大的不规则腔隙、隧道样或囊状无回声区
灰区	血管瘤与脉管畸形超声表现可以类似	

第六节　血管瘤、血管畸形与儿童其他常见肿物的鉴别诊断（图 6-32 至图 6-50）

　　通过患儿临床病史、皮损表现，血管瘤及脉管畸形诊断一般较为明确，结合皮损的高频皮肤超声检查可以辅助诊断、临床分期及判断类型。但有些儿童皮肤肿物如钙化上皮瘤、血肿、幼年黄色肉芽肿等可与血管瘤混淆，特别是在婴幼儿期发病的患儿鉴别上有一定难度。高频皮肤超声检查可进一步提供鉴别要点，辅助诊断。本节介绍其他儿童常见皮肤肿物的皮肤超声影像学特点，以供鉴别。

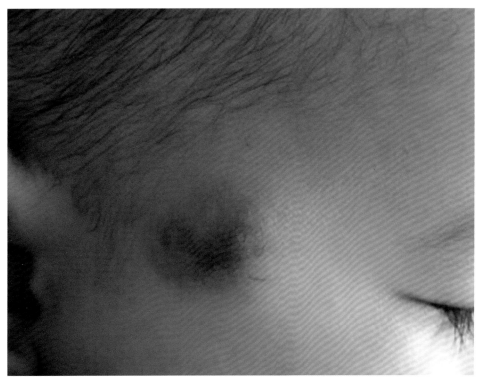

图 6-32　钙化上皮瘤大体图像。1 岁 1 个月男童，左颞部青红色皮肤肿物 3 月余，逐渐增大伴齿龈红肿 3 天。图示右颞部直径约 1.3 cm 青红色皮肤质韧肿物

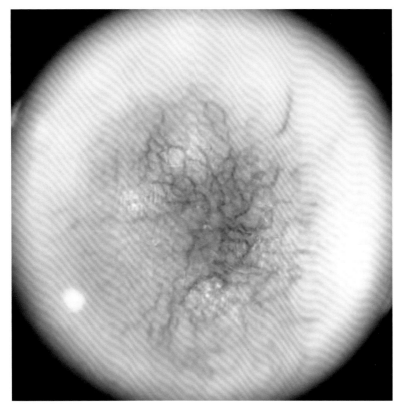

图 6-33　与图 6-32 同一患儿钙化上皮瘤皮肤镜图。肿物表面可见多量毛细血管扩张

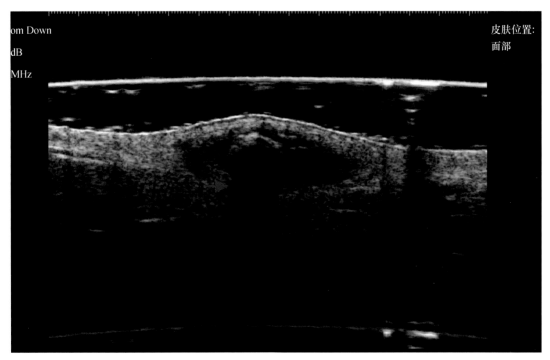

图 6-34　与图 6-32 同一患儿钙化上皮瘤 **50 MHz** 图像。真皮层可见低回声结节，边界清楚，形态规则，内见粗大弧形钙化，伴后方声影（红色箭头），声影是由于超声束于致密的钙化灶表面产生反射，超声束无法穿透所致

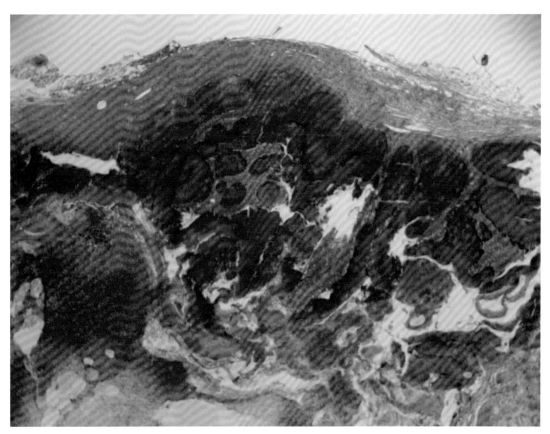

图 6-35　与图 6-32 同一患儿钙化上皮瘤组织病理图。真皮层可见大量蓝染（影细胞区）及红染区域（嗜酸性细胞），符合钙化上皮瘤（HE，×50）

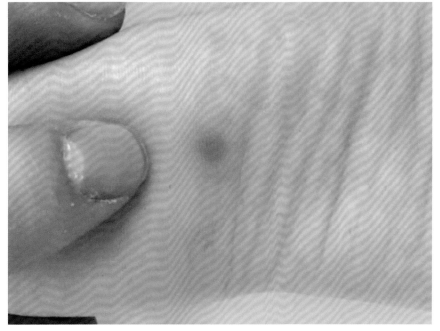

图 6-36　足底囊肿大体图像。2 岁 3 个月男童足底淡红色皮肤肿物 1 年。图示右足底直径约 0.6 cm 淡红色质韧结节

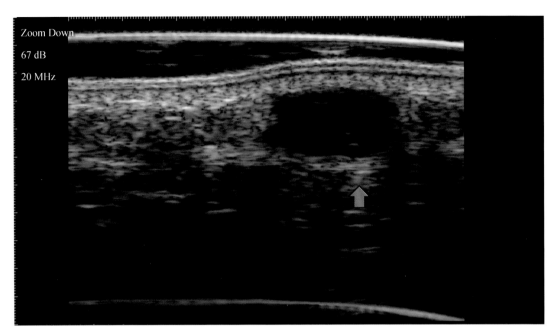

图 6-37　与图 6-36 同一患儿足底囊肿 20 MHz 图像。真皮中深层可见界限清楚的无回声区，边界清楚，后方回声略有增强（蓝色箭头）

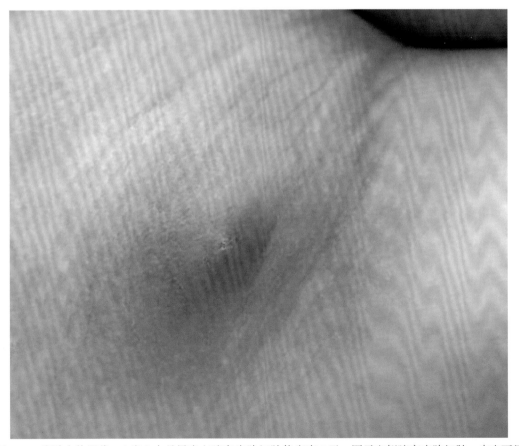

图 6-38　疖肿大体图像。4 岁 2 个月男童左腋窝皮肤红肿伴疼痛 5 天。图示左侧腋窝皮肤红肿、中央可见脓点

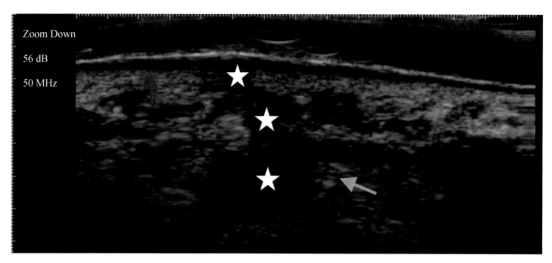

图 6-39　与图 6-38 同一患儿疖肿 50 MHz 图像。真皮及皮下脂肪组织内可见多发低回声区（白色星形），边界不清楚，形态不规则，浅侧似与皮肤表面相通；表皮下方低回声带（红色箭头），为真皮浅层水肿，病变周围真皮层与皮下脂肪层增厚，后者回声不均匀性增强（蓝色箭头）

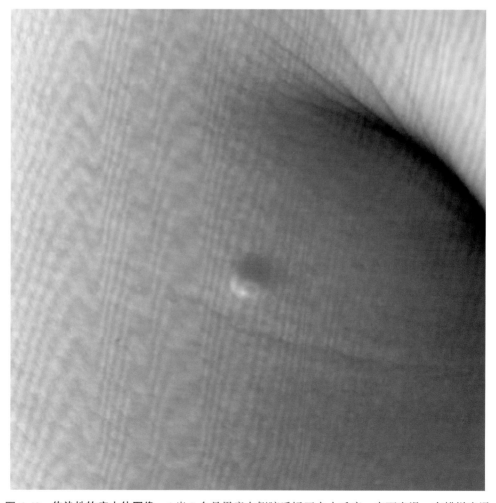

图 6-40　**传染性软疣大体图像。**4 岁 9 个月男童右侧腋后绿豆大小丘疹，表面光滑，有蜡样光泽

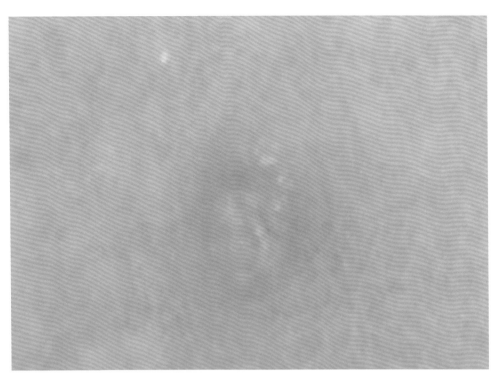

图 6-41　与图 6-40 同一患儿传染性软疣皮肤镜图。可见软疣小体呈花瓣样结构，中央凹陷，周围毛细血管扩张

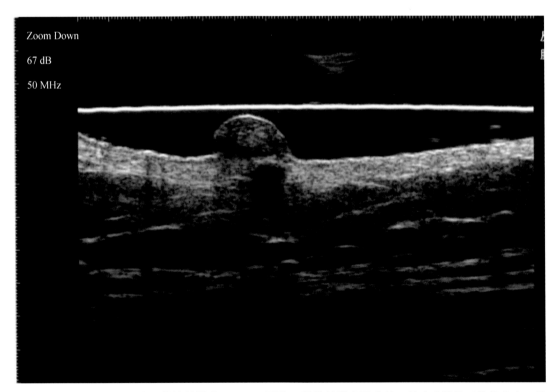

图 6-42　与图 6-40 同一患儿传染性软疣 **50 MHz** 图像。肿物呈外生性生长，软疣小体位于肿物中央，呈中等回声，周围有环状低回声带环绕

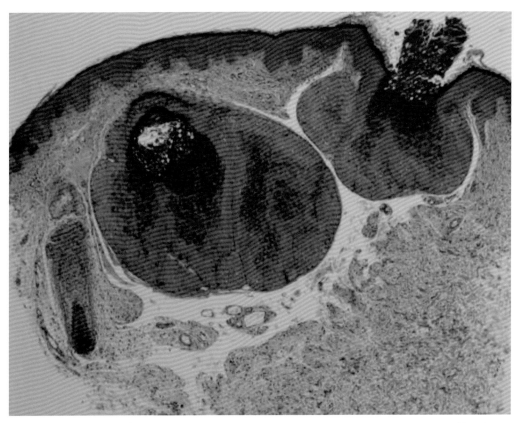

图 6-43　与图 6-40 同一患儿传染性软疣组织病理图。真皮层可见界限清楚的类圆形软疣小体，内见大量嗜酸性包涵体（HE，×50）

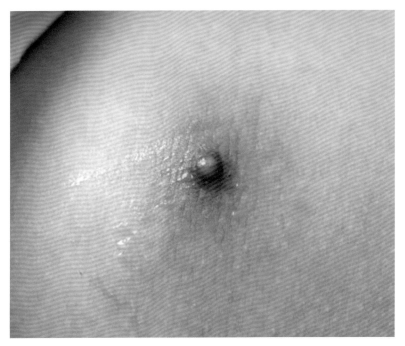

图 6-44　传染性软疣合并感染大体图像。7 岁 6 个月女童，右胸前皮肤肿物 3 个月，红肿 1 周。图示右胸前皮肤红肿，中央可见绿豆大小质韧丘疹

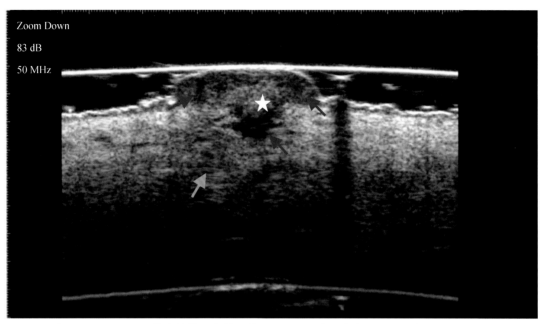

图 6-45　与图 6-44 同一患儿传染性软疣合并感染 50 MHz 图像。真皮层见不均质回声小结节，中央部呈偏强回声（白色星形），边缘部呈低回声（红色箭头），边界欠清，形态不规则，病变周围真皮层回声减低（蓝色箭头）

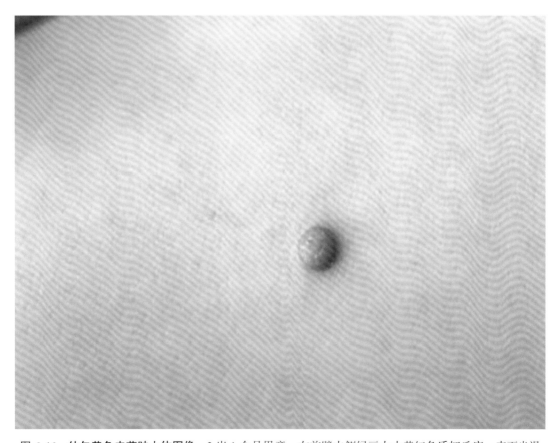

图 6-46　幼年黄色肉芽肿大体图像。2 岁 1 个月男童，右前臂内侧绿豆大小黄红色质韧丘疹，表面光滑

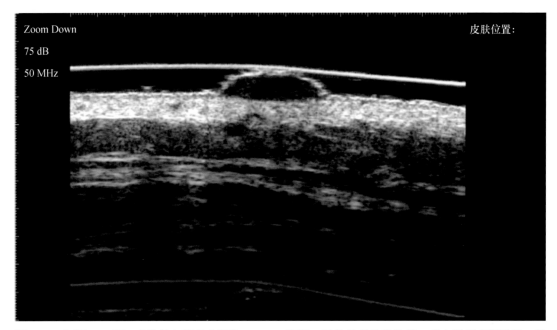

图 6-47　与图 6-46 同一患儿幼年黄色肉芽肿 **50 MHz** 图像。肿物呈外生性生长，表皮强回声带增宽，肿物内部为无回声区，后方真皮回声略有减低

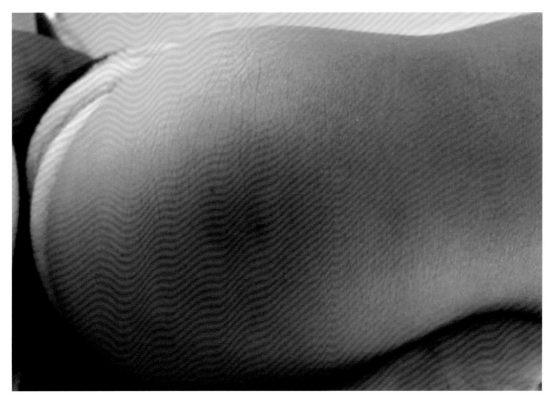

图 6-48　**虫咬致皮肤红肿大体图像。**1 岁 6 个月女童，左膝关节伸侧皮肤红肿伴瘙痒 2 天，虫咬后出现。图示左膝关节伸侧皮肤弥漫性红肿，界限不清

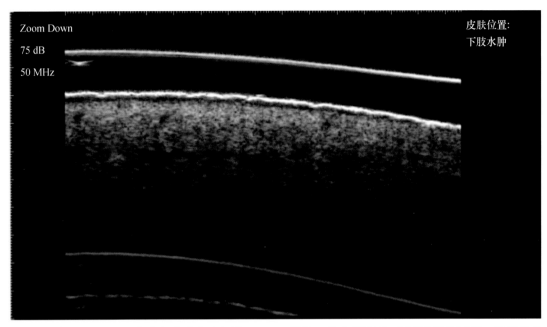

图 6-49　与图 6-48 同一患儿虫咬致皮肤红肿 **50 MHz** 图像。真皮层增厚，回声弥漫性减低，后部有衰减，表皮下方可见窄带样无回声区

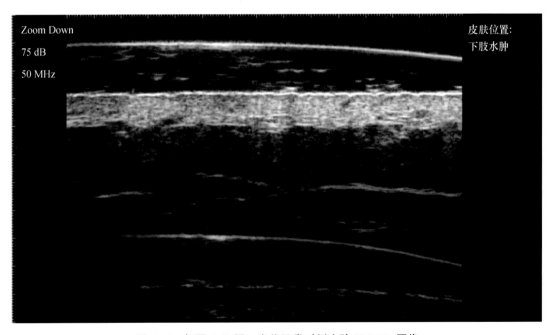

图 6-50　与图 6-48 同一患儿正常对侧皮肤 **50 MHz** 图像

（马　琳　徐教生）

第七章

自身免疫性及炎症性皮肤病的超声成像特点

本章着重介绍一些常见的自身免疫性及炎症性皮肤病。这些疾病在不同阶段具有不同的临床表现及组织病理学改变，已证实高频超声对明确疾病进展有着重要的意义，可一定程度上指导治疗，监测治疗效果，同时具有一定的诊断价值。

采集超声图像时，根据疾病病变累及深度选择不同的探头频率，一些疾病如局限性硬皮病可能需要两个频率分别扫描。因多数皮肤炎症反应仅表现为皮肤各层厚度及灰阶的变化，除了对皮损中心进行扫查外，还需要对皮肤边界处、身体对称部位的正常皮肤进行扫查，以期作为对比基线。观察时需对皮肤的各层结构逐一观察、对比进行判断。

第一节　皮肤型红斑狼疮（图 7-1 至图 7-7）

红斑狼疮为一种系谱性自身免疫性结缔组织病，仅累及皮肤者称为皮肤型红斑狼疮，有内脏器官受累者称为系统性红斑狼疮。

皮肤型红斑狼疮最常见的三个类型为：①急性皮肤型红斑狼疮（ACLE），主要为颊部红斑，典型的皮损为双侧面颊的对称性红斑，呈"蝶形"，严重时可出现泛发性水肿性红斑。②亚急性皮肤型红斑狼疮（SCLE），皮损局限于曝光部位，一种为环形红斑，一种为丘疹鳞屑型，类似银屑病样皮损。③慢性皮肤型红斑狼疮（CCLE），其中最为常见的是盘状红斑狼疮（DLE），同时 CCLE 也是皮肤型红斑狼疮中最为常见的类型。典型皮损表现为境界清楚的红斑、斑块，表面附有黏着性鳞屑，可伴有毛囊角栓及瘢痕性脱发。

不同亚型的红斑狼疮其组织病理学表现略有不同，主要表现为不同程度的角化过度，基底细胞液化变性，真皮浅层水肿，血管扩张，真皮浅层及血管周围淋巴细胞浸润。故一般选用 50 MHz 以上的频率扫查，对于深在性红斑狼疮，建议以 20 MHz 和 50 MHz 频率超声分别扫查，以观察病变情况。

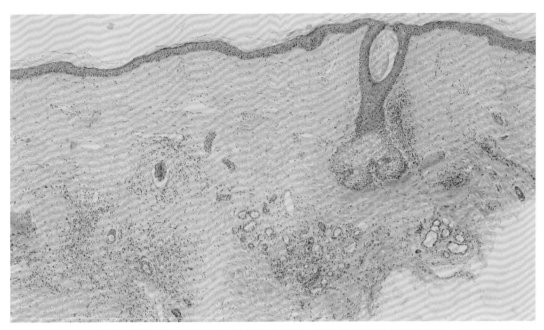

图 7-1　**ACLE 组织病理图像（HE，4×）**。轻度角化过度，局灶性基底细胞液化变性，可见毛囊角栓，真皮浅层血管扩张，血管及附属器周围淋巴细胞浸润

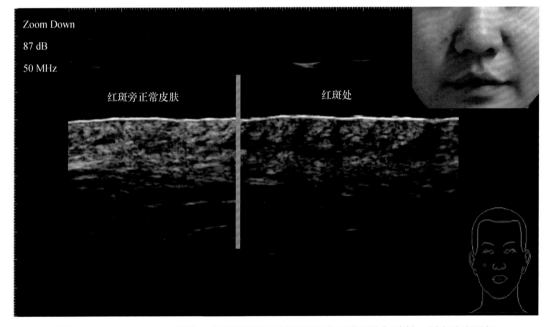

图 7-2　**ACLE 50 MHz 图像**。右面颊水肿性红斑处真皮回声不均匀减低，厚度略有增加

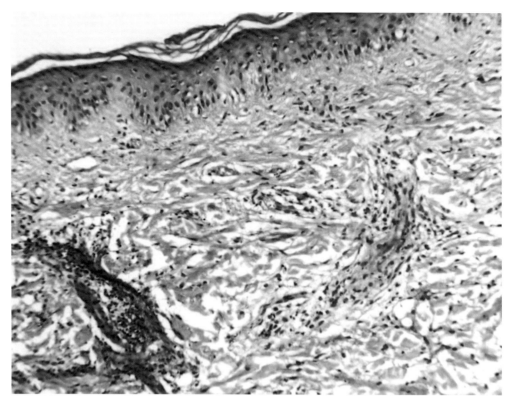

图 7-3　SCLE 组织病理图（HE，4×）。角化过度，基底细胞液化变性，真皮浅层水肿，血管扩张，真皮浅层及血管周围淋巴细胞浸润

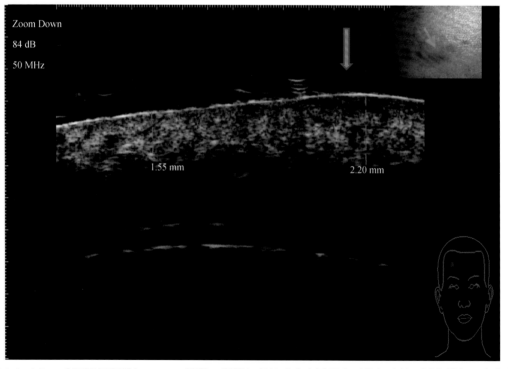

图 7-4　SCLE（环形红斑型）50 MHz 图像。额部红斑处真皮全层回声不均匀减低，厚度增加，真皮浅层可见不规则带状低回声区

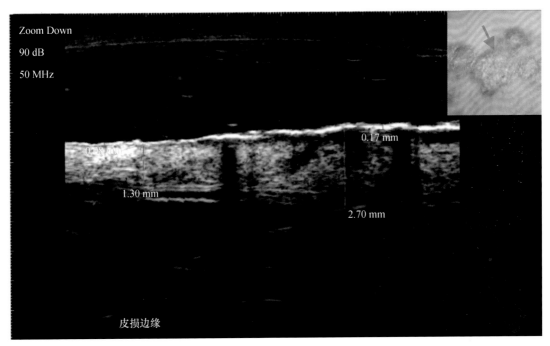

图 7-5　SCLE（丘疹鳞屑型）50 MHz 图像。右上臂红色斑块，上覆鳞屑；皮损处表皮厚度增加，回声明显增强，部分区域伴声影；真表皮交界处可见带状低回声区，界清；真皮回声减低，厚度增加，可见斜带状无回声区

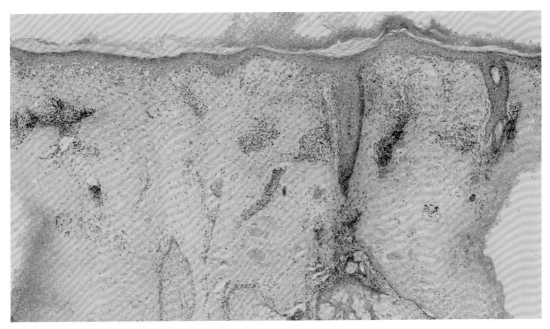

图 7-6　DLE 组织病理图像（HE，4×）。角化过度，基底细胞液化变性，真皮浅层水肿，血管扩张，真皮浅层血管及附属器周围块状淋巴细胞浸润

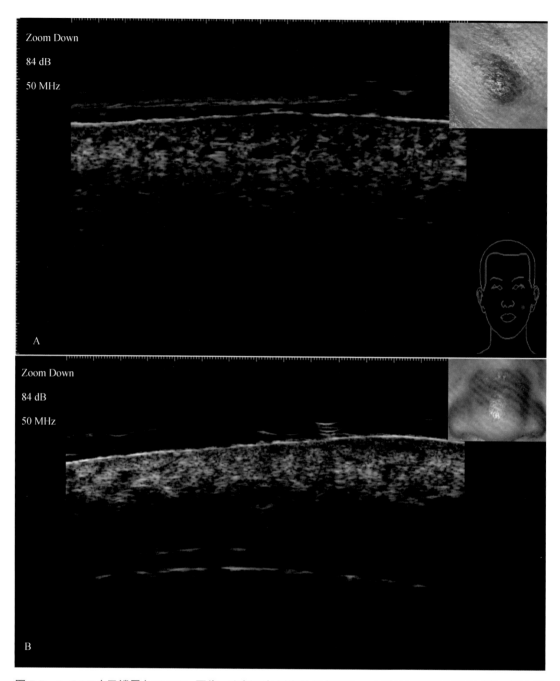

图 7-7　**A. DLE（无鳞屑）50 MHz 图像**。左侧面部浸润性红色斑块，皮损处可见真皮回声减低，厚度增加，浅中层纺锤形低回声区，下方边界不清。**B. DLE（鳞屑附着）50 MHz 图像**。鼻部浸润性红色斑块，其上可见黏着性鳞屑，皮损处可见表皮呈强回声，真表皮交界处形状不规则低回声区，真皮中下层回声不均匀性减低

第二节　皮肌炎（图 7-8 至图 7-13）

　　皮肌炎是一种系统性自身免疫性疾病，临床上以皮肤及肌肉病变为主，也可累及呼吸、心脏等其他脏器。皮损损害典型的表现为 Gottron 丘疹、Gottron 征、眶周紫红色斑、甲周毛细血管扩张、机工手皮损、V 征及披肩征，此外还可出现皮肤异色病及钙质沉着。组织病理改变缺乏特异性，主要为界面皮炎表现，角化过度、基底细胞液化变性、血管周围淋巴细胞浸润。

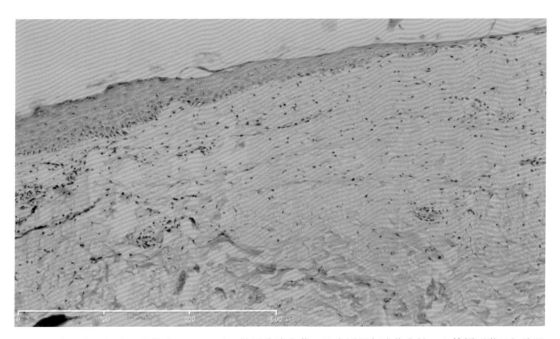

图 7-8　皮肌炎组织病理图像（HE，4×）。棘层萎缩变薄，基底层局部液化变性，血管周围淋巴细胞及组织细胞浸润

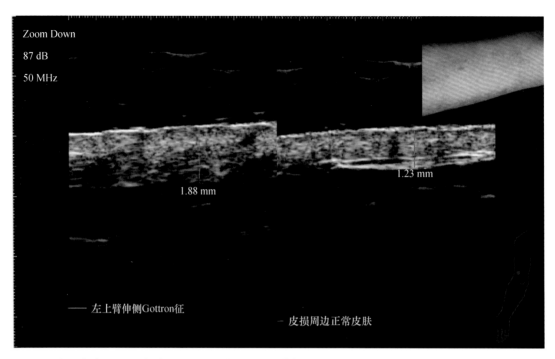

图 7-9 皮肌炎（Gottron 征）50 MHz 图像。左上臂伸侧 Gottron 征，皮损处与周围正常皮肤相比真皮厚度增加

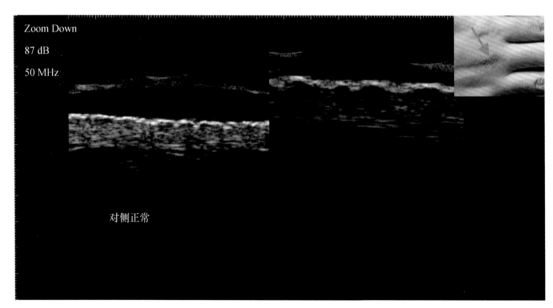

图 7-10 皮肌炎（Gottron 丘疹）50 MHz 图像。右侧掌指关节处 Gottron 丘疹，皮损与两侧正常皮肤相比真皮回声明显减低

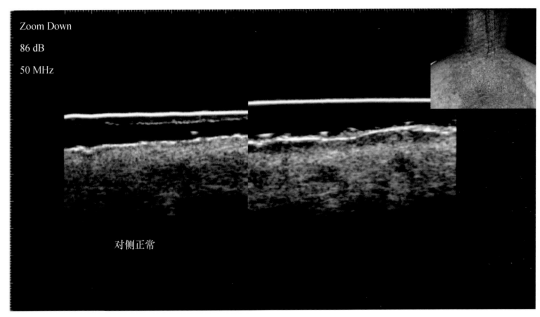

图 7-11　皮肌炎（披肩征）50 MHz 图像。颈背部浸润性红斑，融合成片，表面干燥；皮损与对侧正常皮肤相比表皮增厚、回声增强，真皮浅层带状低回声区，真皮中下层回声明显增强

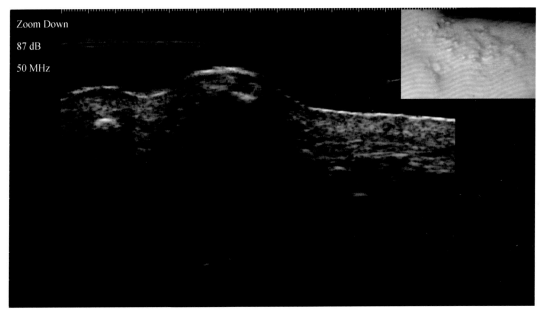

图 7-12　皮肌炎（钙质沉着）50 MHz 图像。上臂豌豆大小皮色质硬结节。皮损处皮肤半球形隆起，真皮浅层回声减低，中层可见高回声团块伴后方声影

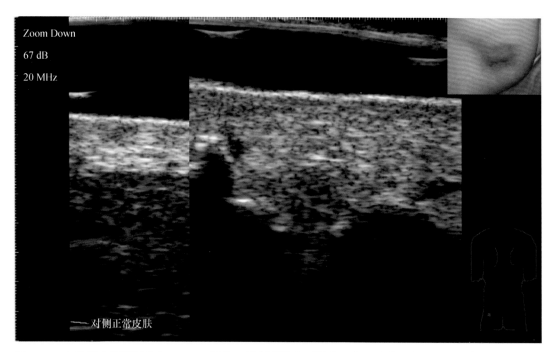

图 7-13 皮肌炎（钙质沉着）**20 MHz** 图像。臀部质硬皮下结节，表面皮肤凹陷。皮损处真皮回声减低，与皮下组织分界不清，真皮及皮下组织散在高回声团块伴后方声影

第三节 硬皮病（图 7-14 至图 7-19）

　　硬皮病是一种病因未明的自身免疫性结缔组织病，可累及皮肤、血管及内脏器官，临床上分为局限性及系统性两种类型。局限性硬皮病是以皮肤及皮下组织纤维化为特点的疾病，目前新的分型将其主要分为五个亚型：局限性硬皮病（浅表性、深在性），线性硬皮病，泛发性硬皮病，全硬化性硬皮病和混合性硬皮病。

　　在疾病的不同阶段，皮损可有不同的表现。早期炎症阶段，皮损可为椭圆形红斑或线性斑块，很少有皮肤的硬化改变，组织病理以真皮内间质水肿及血管周围炎症细胞浸润为主。晚期典型皮损为局部的硬化斑块，表面光滑，中心呈象牙色，边缘可呈红色或紫罗兰色，可呈现出不同程度的炎症后色素沉着和萎缩，组织病理表现为真皮胶原纤维致密、均质化，外分泌腺萎缩，可伴有皮下脂肪组织减少或消失。早期炎症阶段真皮增厚、回声减低；硬化萎缩阶段表现为表皮、真皮均匀萎缩变薄，病变累及深部组织时可见皮下组织萎缩或消失，因此可用高频超声来监测疾病的进展。

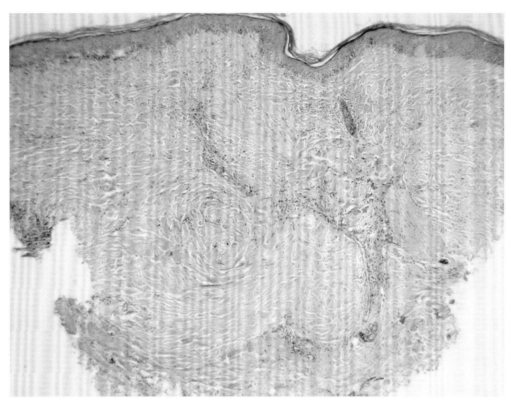

图 7-14 局限性硬皮病组织病理图像（早期）（HE，4×）。真皮间质水肿，血管周围淋巴细胞浸润

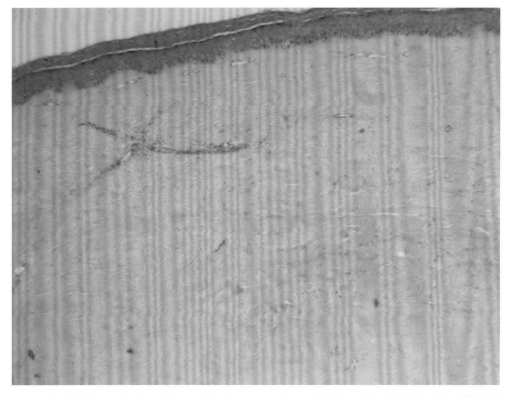

图 7-15 局限性硬皮病组织病理图像（晚期）（HE，4×）。表皮萎缩，真皮胶原纤维致密，附属器减少

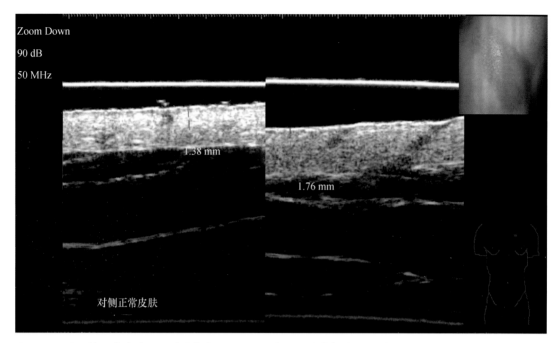

图 7-16　**局限性硬皮病（红斑肿胀期）50 MHz 图像。**左胸外侧水肿性紫红色斑，皮损处皮肤与右胸部对侧对称部位正常皮肤相比真皮厚度增加，回声减低

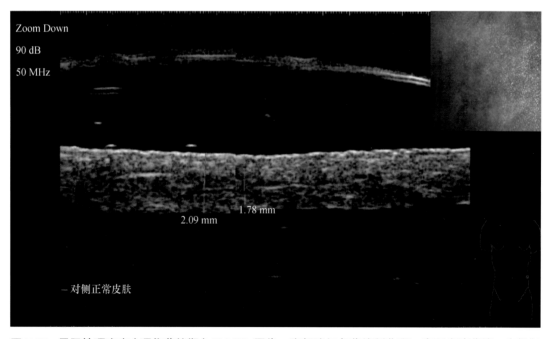

图 7-17　**局限性硬皮病（硬化萎缩期）50 MHz 图像。**腹部暗红色萎缩硬化斑，表面皮肤萎缩，皮损与对侧对称部位正常皮肤相比真皮萎缩变薄

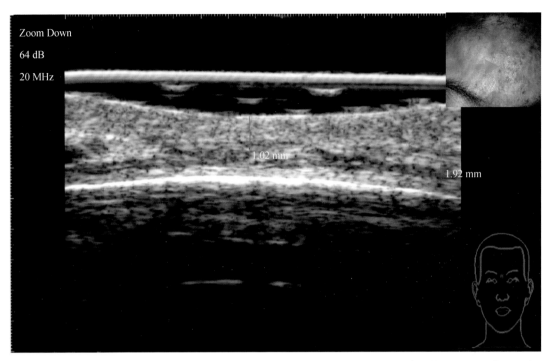

图 7-18　局限性硬皮病（线状）20 MHz 图像。额部皮肤线状萎缩硬化斑块处真皮与皮下组织分界不清，真皮明显萎缩变薄，回声较正常皮肤稍增强

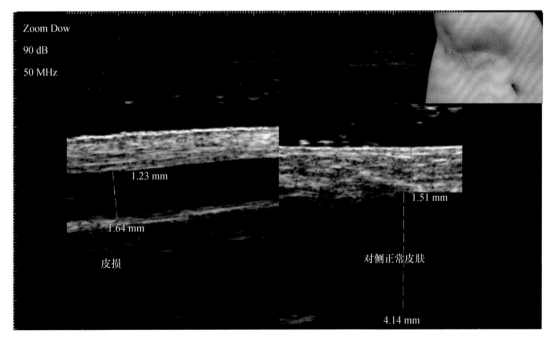

图 7-19　局限性硬皮病（深在）50 MHz 图像。右侧腰部萎缩凹陷斑块处真皮及皮下组织萎缩变薄

第四节 自身免疫性疱病（图7-20 至图 7-29）

（一）寻常型天疱疮

天疱疮为一组累及皮肤及黏膜的自身免疫性疾病，其中最为常见的为寻常型天疱疮。寻常型天疱疮典型的皮损表现为红斑或正常皮肤上松弛性大疱，疱壁薄、易破溃，尼氏征阳性。水疱破溃后形成红色糜烂面，迅速结痂，但一般不可自愈。组织病理表现为表皮基底层上方棘层松解，形成裂隙或水疱，内含少量圆形的松解角质形成细胞，基底膜上角质形成细胞与基底膜相连，形成"墓碑样排列"的外观。真皮乳头常突入疱腔，真皮内少量嗜酸性粒细胞浸润。

（二）大疱性类天疱疮

大疱性类天疱疮以泛发的瘙痒性大疱为主要表现。早期皮损不特异，可表现为湿疹样或荨麻疹样，伴有瘙痒，可持续数周或数月。后期表现为红斑或正常皮肤上张力性水疱或大疱，尼氏征阴性，破溃后出现糜烂、结痂。组织病理表现为表皮下疱，水疱内含纤维蛋白网及数量不等的嗜酸性粒细胞、中性粒细胞浸润。

（三）鉴别诊断

湿疹急性期易与早期大疱性类天疱疮相混淆。

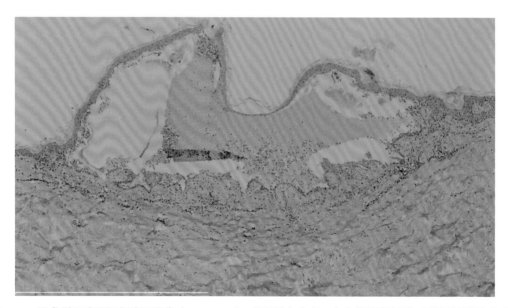

图 7-20 寻常型天疱疮组织病理图像（HE，4×）。基底层上水疱，内含纤维蛋白网，可见棘层松解细胞、嗜酸性粒细胞及淋巴细胞

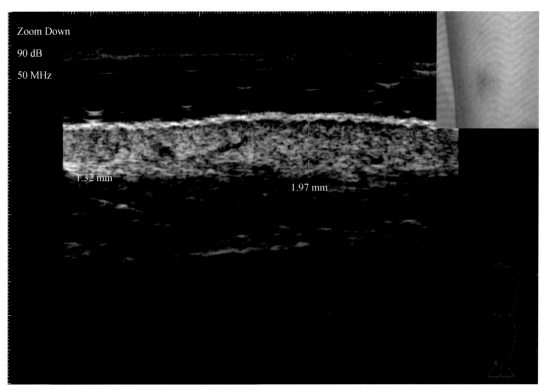

图 7-21　**寻常型天疱疮（红斑期）50 MHz 图像。**踝部新发红斑处真皮回声减低，厚度增加，表皮真皮交界处可见线状低回声带

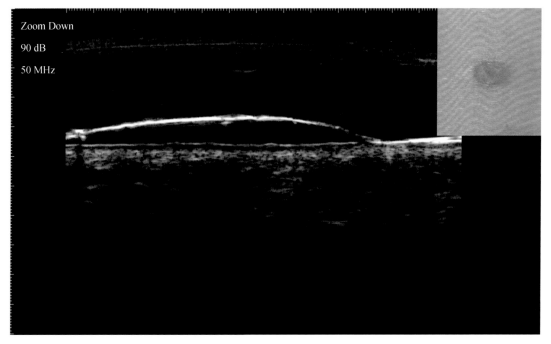

图 7-22　**寻常型天疱疮（水疱期）50 MHz 图像。**背部黄豆大小水疱，皮损处表皮内半弧形液性暗区、形状规则、边界清楚，基底与两侧表皮平齐，与真皮交界处可见线状低回声区，其下方真皮回声减低，可伴有真皮厚度增加

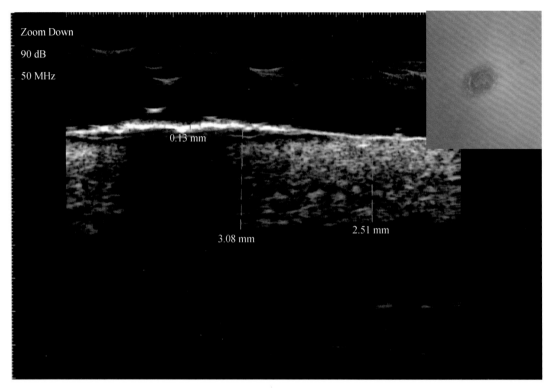

图 7-23 寻常型天疱疮（消退期）**50 MHz 图像**。腰部大疱消退遗留红斑，其上可见痂皮；皮损处表皮明显增厚，回声增强伴后方声影，表皮内可见细带状低回声区，交界处可见线状低回声区，真皮增厚

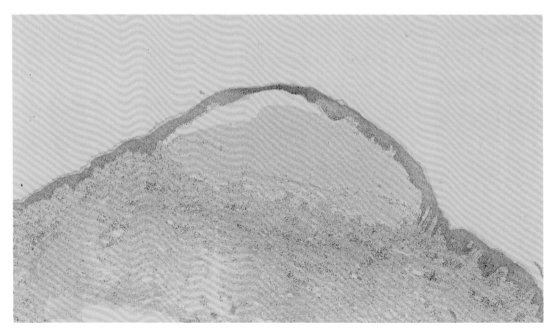

图 7-24 大疱性类天疱疮组织病理图像（**HE，4×**）。表皮下疱，水疱内含纤维蛋白网，可见少许嗜酸性粒细胞、淋巴细胞浸润，真皮浅层血管周围可见以嗜酸性粒细胞及淋巴细胞为主的炎症细胞浸润

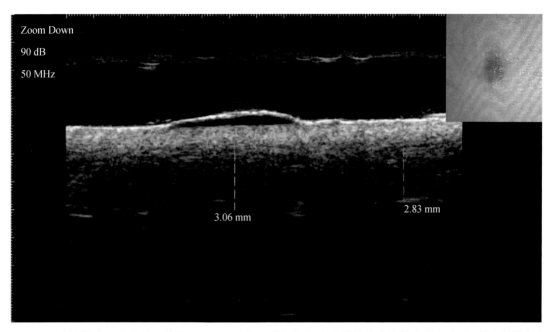

图 7-25 大疱性类天疱疮（早期）**50 MHz** 图像。腕部红色斑丘疹处表皮连续完整，表皮下方可见椭圆形液性暗区，边界清楚，其下方真皮厚度稍增加，回声减低

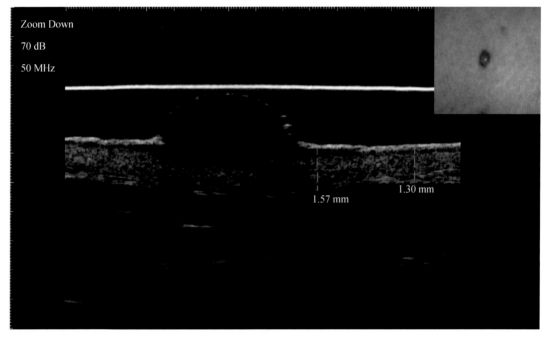

图 7-26 大疱性类天疱疮（水疱期）**50 MHz** 图像。上臂黄豆大小水疱处表皮连续完整，表皮下方可见一 5.86 mm×2.59 mm 卵圆形液性暗区，边界清楚，下方真皮回声减低

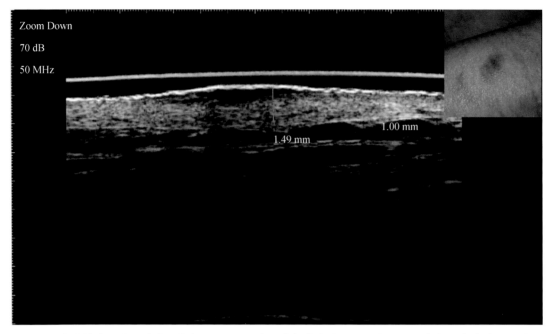

图 7-27　大疱性类天疱疮（消退期）50 MHz 图像。腕部水疱消退后遗留红斑，皮损处真皮浅层近表皮处可见一梭形低回声区，界清，真皮中下层回声减低

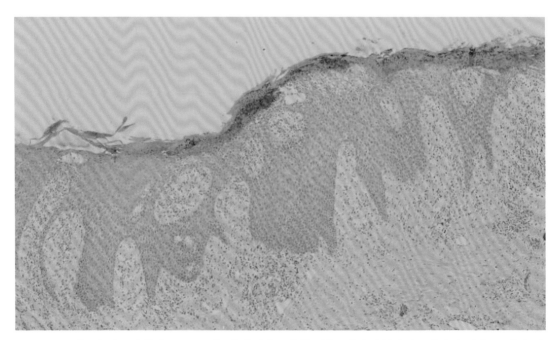

图 7-28　湿疹组织病理图像（HE，4×）。角化过度，角化不全，表皮海绵水肿，真皮浅层淋巴组织细胞浸润

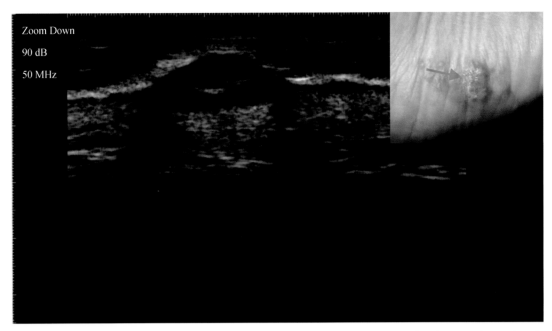

图 7-29　湿疹 50 MHz 图像。手掌红色丘疱疹处表皮内卵圆形液性暗区，形状规则、边界清，基底呈高回声与表皮相连，交界处可见带状液性暗区，下方真皮回声减低

第五节　结节性红斑（图 7-30 至图 7-33）

　　结节性红斑是一种常见的脂膜炎，临床上表现为对称分布的表面光滑的红色结节、斑块。组织病理为小叶间隔性脂膜炎，早期表现为脂肪间隔水肿，以淋巴细胞为主的炎症细胞浸润，晚期表现为脂肪间隔增宽、间隔周围纤维化及脂肪萎缩，因病变主要在皮下脂肪，故建议采用 20 MHz 频率进行扫描。

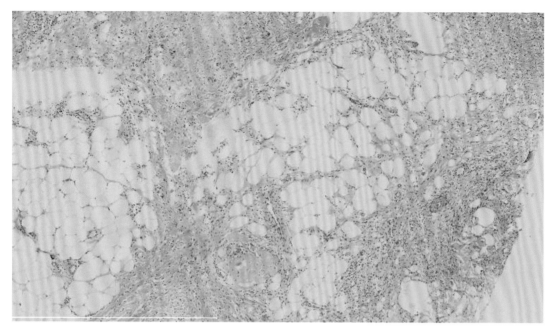

图 7-30　结节性红斑组织病理图像（早期）（HE，4×）。皮下脂肪小叶间隔弥漫性炎症细胞浸润，以淋巴细胞为主

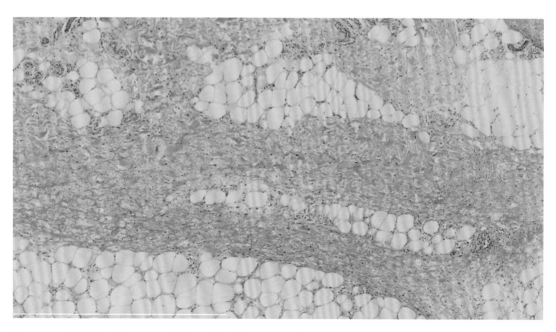

图 7-31　结节性红斑组织病理图像（晚期）（HE，4×）。皮下脂肪小叶间隔胶原纤维增生，脂肪小叶萎缩减少

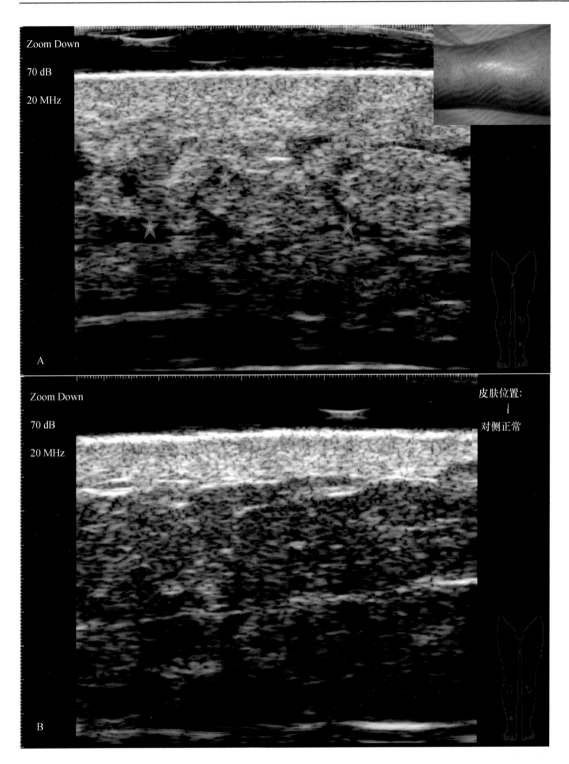

图 7-32　结节性红斑（早期）20 MHz 图像。 左侧胫前红斑性结节处小叶间隔增宽，呈低回声，皮下脂肪组织回声增强，真皮回声减弱，两者分界不清

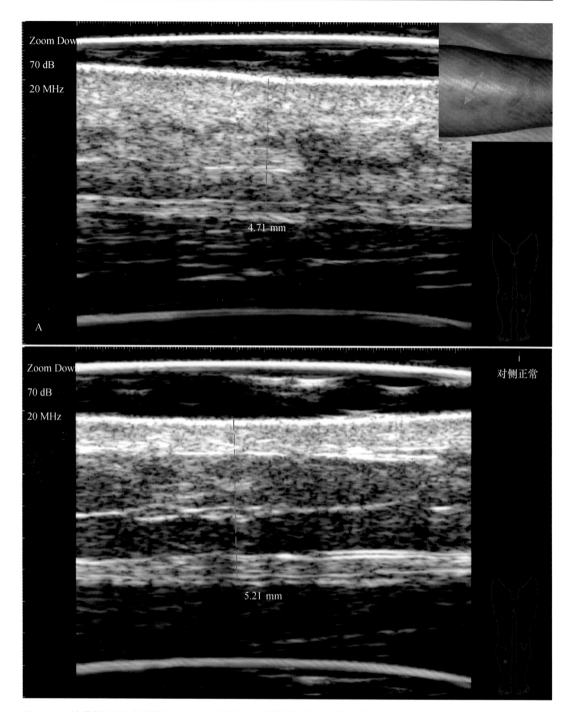

图 7-33　结节性红斑（晚期）20 MHz 图像。右侧胫前暗红斑处小叶间隔增宽，皮下脂肪组织回声增强，真皮回声减弱，分界不清

第六节　银屑病（图 7-34 至图 7-38）

　　银屑病是一种自身免疫性疾病，根据临床特征一般分为寻常型、脓疱型、关节型及红皮病型四型，其中以寻常型最为多见，典型皮损初为炎性红色丘疹，后扩大至浸润性红色斑块，其上覆白色鳞屑，可见薄膜现象和点状出血现象。组织病理表现为角化过度、角化不全，颗粒层变薄或消失，表皮棘层肥厚，皮突延长，可见表皮内中性粒细胞聚集（Munro 微脓肿）；真皮乳头层血管扩张，真皮浅层炎症细胞浸润。一般用 50 MHz 频率超声扫查即可，但鳞屑较多时建议选用 20 MHz 频率超声进行扫查，以便更为清晰地显示各层结构。

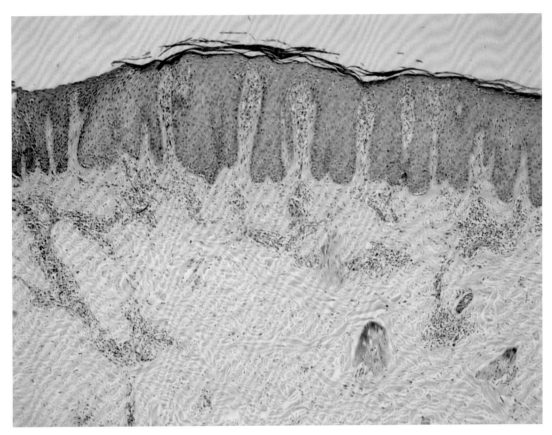

图 7-34　银屑病组织病理图像（HE，4×）。 角化不全，颗粒层萎缩变薄，棘层肥厚，皮突延长，乳头层血管扩张，真皮浅层血管周围淋巴细胞浸润

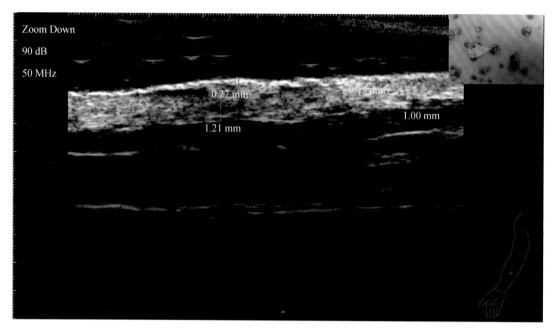

图 7-35 **银屑病（新发皮损）50 MHz 图像。**腕部豌豆大小红斑，上覆少量鳞屑；皮损与周围正常皮肤界限清楚，表皮增厚、回声增强，真皮增厚、回声减低，真表皮交界处可见无回声带

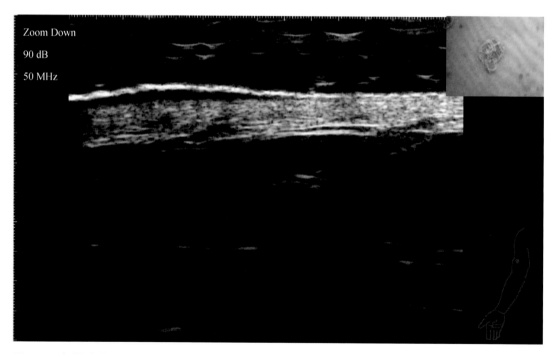

图 7-36 **银屑病（进展期）50 MHz 图像。**上臂蚕豆大小红色斑块，上覆少量鳞屑；皮损处表皮增厚、回声增强，真皮增厚、回声减低，真表皮交界处可见无回声带

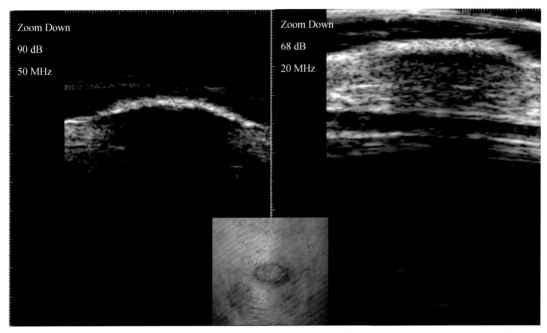

图 7-37　银屑病（进展期）50 MHz & 20 MHz 图像。肘部红色斑块，上覆薄层鳞屑；50 MHz 扫描可见表皮增厚，回声增强，其下方有声衰减；20 MHz 扫描可见表皮及真皮增厚，真皮回声减低，真表皮交界处无回声带

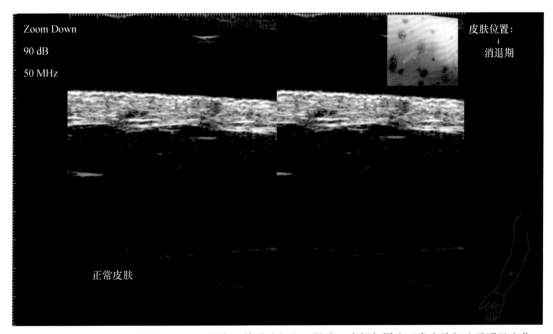

图 7-38　银屑病（消退期）50 MHz 图像。前臂暗红斑，界清；皮损与周边正常皮肤相比无明显变化

第七节 扁平苔藓（图 7-39 至图 7-42）

扁平苔藓是一种发生于皮肤、毛囊、黏膜和指（趾）甲的慢性炎症性疾病。其临床表现多样，典型皮损为紫红色多角形瘙痒性扁平丘疹或斑块，表面有轻度光泽，部分能看到细小白线组成的网状结构，称为"Wichham 纹"。组织病理学变化具有特异性，表现为表皮角化过度，局灶性楔形颗粒层增厚，基底细胞液化变性及真皮上部以淋巴细胞为主的带状浸润。

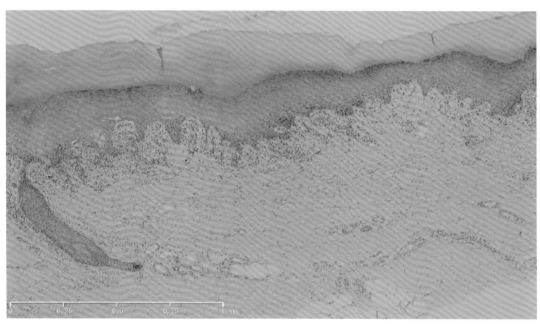

图 7-39 扁平苔藓组织病理图像（HE，4×）。表皮明显角化过度，颗粒层楔形增厚，基底层点状液化变性。真皮浅层淋巴细胞为主的慢性炎症细胞呈带状浸润

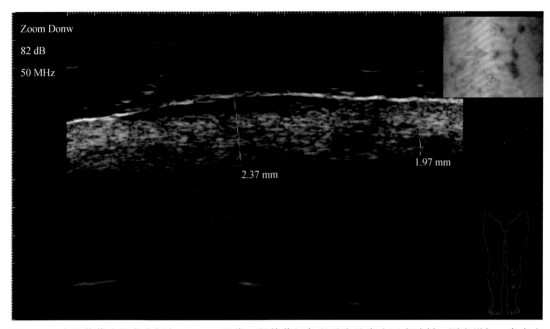

图 7-40　扁平苔藓（新发皮损）50 MHz 图像。胫前紫红色斑丘疹处真皮回声减低，厚度增加，真表皮交界处可见无回声带

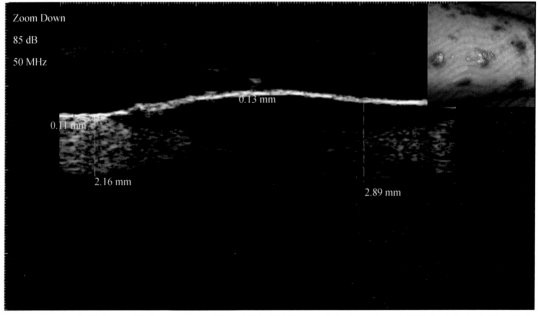

图 7-41　扁平苔藓（进展期）50 MHz 图像。小腿后侧紫红色多角形斑块，皮损处表皮轻度增厚，真皮厚度增加、回声明显减低、边界欠清，真表皮交界处可见无回声带

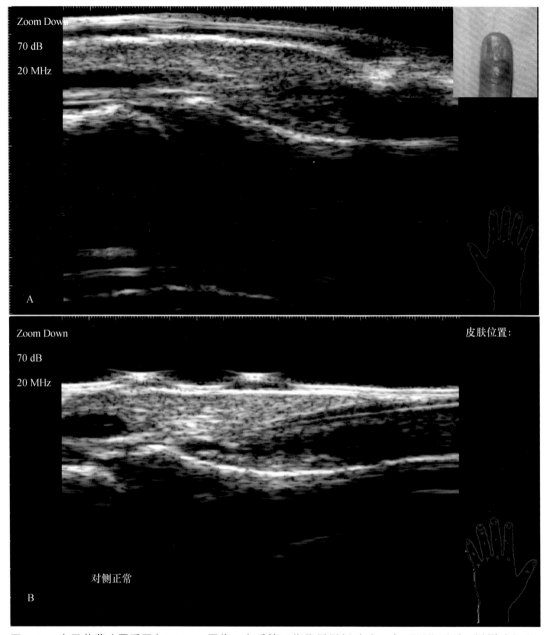

图 7-42　扁平苔藓（甲受累）20 MHz 图像。右手第四指指甲甲板破碎，表面凹凸不平，甲周暗红斑；皮损与对侧正常指甲相比近甲母质处甲板破坏，缺失；真皮回声减低，浅层可见低回声带

（晋红中）

第八章

浅表淋巴结疾病的超声成像特点

淋巴结是人体免疫系统的主要器官，其主要功能为防御，包括两个方面：①清除入侵的抗原，如微生物及其产物；②清除自身改变了的细胞，如病变感染了的细胞或癌变的细胞。淋巴结也是淋巴造血组织的重要组成部分，许多造血淋巴组织系统性疾病都可累及淋巴结。淋巴结的病变往往是局部和全身疾病的反应。在皮肤出现各种疾病的同时，淋巴系统也会出现相对应的反应性增生、炎症、肿瘤等一系列病变。及时发现并正确诊断淋巴结病变，对于原有疾病的确诊、治疗和预后都有很重要的意义。

超声作为一种便捷高效的检查手段，对于浅表淋巴结疾病的诊断具有很强的优势。1984年，法国学者 Bruneton 等首次报告应用 7.5 MHz 高频实时超声探头显示了浅表淋巴结的大小、形态、内部回声结构。近些年随着计算机、设备工程的进步以及新技术的开发，包括高频超声、超微血管成像、超声造影、弹性成像等新技术已逐步应用到淋巴结检查中，超声可以观察淋巴结的大小、形态、位置及比邻关系，通过评价其内部结构、血流灌注情况及淋巴结硬度等推断淋巴结的良恶性，并可通过超声引导下穿刺活检获得最终的病理诊断，为临床医生的进一步诊治提供详实的资料。

第一节　淋巴结的解剖

淋巴结布满全身，我们要讨论的浅表淋巴结是指位于体表与深筋膜层之间的淋巴结。这些淋巴结大多数距离皮肤 3.0 cm 以内。临床最常检查的主要是颈部淋巴结群、腋下淋巴结群和腹股沟淋巴结群。部分肢端肿瘤患者也会扫查其近心端的肘部和腘窝的淋巴结群。

一、颈部淋巴结

数目较多，除收纳头、颈部淋巴之外，还收集胸部及上肢部分淋巴。目前颈部淋巴结多采用美国癌症联合委员会（American Joint Committee on Cancer，AJCC）头颈部淋巴结分区法。AJCC 第七版将颈部淋巴结分为七个区域（见表 8-1）。

头颈部淋巴结收纳头颈、胸、腹及盆腔的淋巴。体内大多数癌肿均可经淋巴管道转移

表 8-1　AJCC 头颈部淋巴结分区

分区	部位
Ⅰ区	二腹肌后腹、下颌骨、舌骨体围成的颏下和颌下三角，主要收纳眼、唇、颊、牙、舌、口底、颏部、舌下腺、颌下腺等处的淋巴，又可分为ⅠA、ⅠB两个区
ⅠA	位于舌骨、下颌骨和二腹肌之间即颏下淋巴结
ⅠB	位于舌骨下缘、下颌骨体、二腹肌前腹、茎突舌骨肌间即颌下淋巴结
Ⅱ区	位于颅底与舌骨下缘之间，胸锁乳突肌后缘之前，茎突舌骨肌（颌下腺后缘）之后，收纳腮腺、颌下、颏下、面部、耳廓、外耳道及鼻腔、咽、喉等处的淋巴。又可分为ⅡA、ⅡB两个区
ⅡA	副神经之前的淋巴结
ⅡB	副神经之后的淋巴结
Ⅲ区	位于舌骨下缘到环状软骨水平，胸锁乳突肌后缘内侧、胸骨舌骨肌外侧，主要收纳Ⅱ、Ⅳ区淋巴结的淋巴及舌骨下区、扁桃体、咽喉、甲状腺等处的淋巴
Ⅳ区	位于环状软骨水平到锁骨间，胸锁乳突肌后缘内侧、胸骨舌骨肌外侧，主要收纳Ⅲ、Ⅴ区淋巴结的淋巴及甲状腺、喉、颈部气管、颈部食管的淋巴
Ⅴ区	颈后三角淋巴结，位于胸锁乳突肌和斜方肌交角到锁骨，胸锁乳突肌后缘与斜方肌前缘之间。主要收纳腮腺、顶/枕部及耳后部及侧后颈部皮肤的淋巴及咽、喉部淋巴结的淋巴。该区域又可分为ⅤA、ⅤB两个区
ⅤA	环状软骨下缘水平以上的淋巴结
ⅤB	环状软骨下缘水平以下的淋巴结
Ⅵ区	舌骨至胸骨切迹水平，左右颈动脉鞘之间的淋巴结，主要收纳咽喉、颈段食管、甲状腺等处的淋巴
Ⅶ区	胸骨上凹以下至上纵隔淋巴结，主要收纳上纵隔、颈段食管、甲状腺等处的淋巴

至头颈部淋巴结，其中 75% 来自头颈部癌肿，多数为鳞状细胞癌。颈淋巴结的恶性淋巴瘤多为全身性恶性淋巴瘤的颈部表现。

　　胸、腹、盆腔内的癌肿，常可侵犯锁骨上淋巴结，以左侧常见，多因顺行胸导管而转移；而若右侧或双侧锁骨上淋巴结发生转移，多为来自胸腔的肿瘤。

二、肘部淋巴结

　　肘部淋巴结可分为浅、深两群，浅群位于深筋膜浅面称为肘浅淋巴结；深群位于深筋膜深部称为肘深淋巴结。

　　（1）肘浅淋巴结：肘浅淋巴结位于内上髁上方，深筋膜浅面，沿贵要静脉排列，一般比较恒定，有 1～2 个淋巴结，也称为滑车上淋巴结。收纳手和前臂尺侧半浅层的淋巴。在正常情况下，淋巴结很小，不易触摸到。当收纳范围的皮肤感染时，可引起该淋巴结肿大，可触及。肘浅淋巴结的输出管注入上臂淋巴结或直接注入腋淋巴结外侧群。

　　（2）肘深淋巴结：肘深淋巴结位于肘窝深筋膜的深面，沿肱血管末端，尺、桡动脉起始部分布。一般有 2～5 个淋巴结，直接收纳手和前臂深部的淋巴，接受前臂淋巴结的输出管。其输出淋巴管注入上臂淋巴结或直接注入腋淋巴结外侧群。

三、腋淋巴结

位于腋血管及其分支或属支周围的疏松结缔组织中，数量较多，可分 5 群。

（1）外侧淋巴结：沿腋静脉排列，收纳上肢的浅、深淋巴管。其输出淋巴通过淋巴管注入中央淋巴结和尖淋巴结，少量淋巴会注入锁骨上淋巴结。

（2）胸肌淋巴结：位于胸小肌下缘，收纳胸前外侧壁、脐以上腹壁、乳房外侧部和中央部的淋巴，通过淋巴管注入中央淋巴结或尖淋巴结。

（3）肩胛下淋巴结：位于腋窝后壁，收纳肩胛区、胸后壁和背部的淋巴，通过淋巴管注入中央淋巴结和尖淋巴结。

（4）中央淋巴结：位于腋窝底的脂肪组织中，收纳上述 3 群淋巴结的输出淋巴，通过淋巴管注入尖淋巴结。

（5）尖淋巴结：沿腋静脉排列，收纳中央淋巴结和其他各群淋巴结输出淋巴及乳房上部的淋巴，其输出淋巴大部分汇合至锁骨下淋巴结，少数注入锁骨上淋巴结，最后左侧通过锁骨下干注入胸导管，右侧通过锁骨下干注入右淋巴导管。

上肢鳞状上皮癌、恶性黑素瘤均可直接转移至腋淋巴结，对这类患者要注意检查近心端的腋淋巴结及肘部淋巴结。

四、腹股沟区浅淋巴结

多位于股前内侧区上部股动、静脉周围，可分为两群：上群又称斜群，斜行排列于腹股沟韧带下方，主要收集腹前外侧壁下部、会阴、外生殖器、臀部及肛管和子宫的淋巴。下群淋巴结，沿大隐静脉末段纵行排列，主要收纳下肢的浅淋巴管、会阴和外生殖器的部分浅淋巴。其输出淋巴通过淋巴管注入腹股沟深淋巴结或髂外淋巴结。

五、腘淋巴结

腘淋巴结位于腘窝内，分为浅、深两群，浅群称为腘浅淋巴结，深群称为腘深淋巴结。

（1）腘浅淋巴结：腘浅淋巴结位于小隐静脉与腘静脉的汇合处，腘筋膜内或筋膜深面，有 1～3 个淋巴结。收纳足外侧、小腿后面浅层淋巴，其输出淋巴管注入腘深淋巴结。

（2）腘深淋巴结：腘深淋巴结位于腘窝深部，沿腘静脉排列，有 1～6 个，可分为上、中、下三群。上群位于膝上内、外侧动脉的起始处附近；中群位于膝上内、外动脉与膝下内、外动脉起点之间；下群位于膝下内、外侧动脉的起始处附近。中群最为恒定，出现率几乎为 100%。中群最多，有 1～4 个，上群 1～3 个，下群 1～2 个。腘深淋巴结接受腘浅淋巴结的输出淋巴管，小腿深部集合淋巴管以及来自胫前、胫后和腓淋巴结的输出淋巴管。其输出淋巴管沿腘静脉、股静脉上行汇入大腿深部集合淋巴管，注入腹股沟淋巴结。

足部和下肢的鳞状上皮癌、恶性黑素瘤可直接转移至腹股沟淋巴结，足和小腿的慢性溃疡和慢性感染也常引起腹股沟淋巴结肿大。这类疾病要注意扫查腘窝及腹股沟淋巴结。

第二节　淋巴结超声评估指标

一、灰阶超声

（1）淋巴结部位：不同部位的淋巴结有各自引流区，其容易发生的病变和引流区疾病有关。在颈部浅表淋巴结病变中，淋巴结反应性增生常位于上颈部，而中、下颈部和锁骨上窝是淋巴结转移癌的好发部位。淋巴瘤常累及全身多个解剖部位的淋巴结甚至不同的组织、器官。

（2）淋巴结大小：单独应用淋巴结大小来判断淋巴结良性及恶性并不可靠。但是临床上已经证明有原发性肿瘤的患者若出现引流区淋巴结进行性增大，则高度提示转移。

（3）淋巴结形态：淋巴结形态常用纵横比来评估。纵横比也称圆形指数（roundness index，L/T），淋巴结的最大纵径 L，最大横径 T，它是声像图鉴别肿大淋巴结的最重要指标。有研究表明淋巴结短径的差异较长径小，因此短径最能代表淋巴结大小。良性淋巴结多趋向于梭形、长椭圆形，恶性淋巴结倾向于圆形。

（4）淋巴结边界：边界是指淋巴结与周围组织分界。正常淋巴结与周围软组织分界清晰，而异常淋巴结边界可能清晰或不清晰。如癌细胞浸润使淋巴结内细胞成分增多，脂肪成分减少，淋巴结与周围组织声阻抗增大、边界清晰锐利；而转移性淋巴结出现结外转移时，又会出现边界不清。淋巴瘤的淋巴结肿大、边界清晰光滑。而结核性淋巴结炎以及化脓性淋巴结炎因内部坏死及周边炎症影响，可以出现边界模糊不清。

（5）淋巴结门：淋巴结门是指输出淋巴管及供应淋巴结的血管进入淋巴结的部位，超声可以观察到最大径小于 1 cm 淋巴结的内部结构和淋巴结门形态。淋巴结门结构分为三种类型：①宽阔型：淋巴结中心的高回声带相对较宽阔；②狭窄型：淋巴结门呈裂缝样高回声带；③缺少型：淋巴结中心的高回声带不显示。短径＞ 5 mm 的正常淋巴结 90% 可见淋巴结门，随年龄增加其显示率更高，可能与年龄增大所致的脂肪沉积有关。淋巴结门区域高回声中心结构的缺失是提示判断恶性肿瘤的标准之一。有报道淋巴结门消失诊断淋巴结转移的敏感度达 88%。

（6）皮质厚度及内部回声：淋巴结皮质增厚可作为评价异常的指标，但不同部位淋巴结声像图表现不一，要结合实际情况考虑。超声可观察到位于淋巴结皮质部分的微小转移灶。以往认为典型淋巴瘤为均质极低回声，明显不均匀也提示恶性可能。而随着超声分辨率的提高，淋巴瘤内可以显示类似网格样回声，有学者认为这是诊断淋巴瘤的特异征象；而结核性和坏死性淋巴结炎出现的不均质回声，也并不是恶性表现（图 8-1，图 8-2）。

（7）辅助特征：淋巴结是否相互融合，淋巴结周围毗邻软组织是否有水肿，淋巴结与

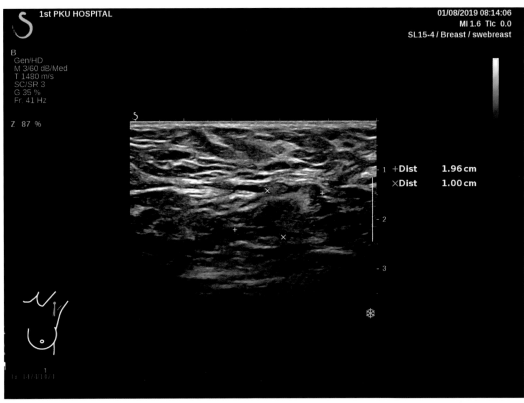

图 8-1　正常淋巴结的灰阶图像

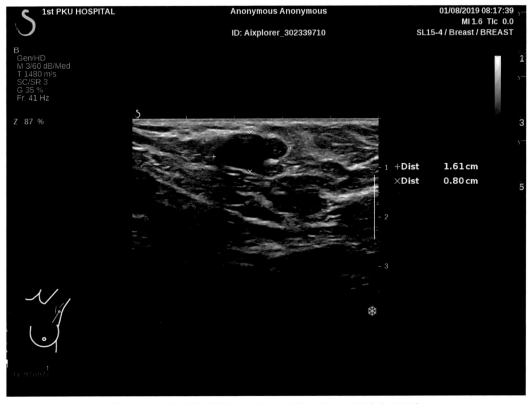

图 8-2　转移性淋巴结灰阶图像。呈低回声，皮髓质分界不清

邻近血管的关系等都会对淋巴结性质的判断提供帮助。

二、彩色多普勒超声

（一）淋巴结的血流灌注和分布

根据彩色血流显像可以将淋巴结分为无血流型、淋巴门型血流、中央型血流、周边型血流、混合型血流。

①淋巴门型血流：血流信号沿着二维图像淋巴结门进入淋巴结，呈树枝状延伸。②中央型血流：血流信号位于非门区的淋巴结中央，多分布紊乱，常见于恶性淋巴结。③周边型血流：血流信号位于淋巴结边缘，对转移性淋巴结诊断价值最高。④混合型血流可同时出现上述 2 ～ 3 种血流。

随着科技的进步，目前高端超声设备可以显示低速血流，使得淋巴结内部细微血管的显示成为可能。有研究表明，反应性增生淋巴结内的血流呈树枝状，由淋巴门向皮质走行，而恶性淋巴结内的血管多数杂乱，没有规律。但少数淋巴瘤等恶性淋巴结也可以出现类似的门样血流（图 8-3）。

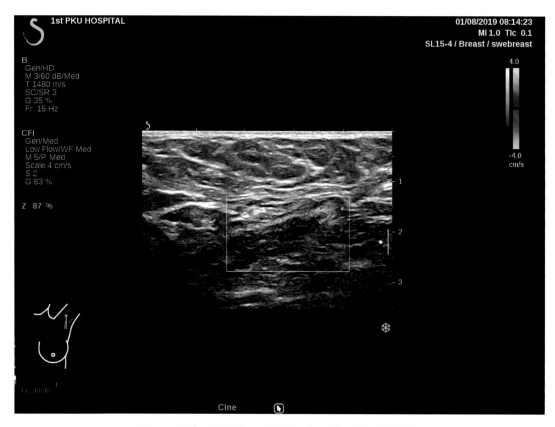

图 8-3　正常淋巴结彩色血流图。内见稀疏的分支状血流

（二）频谱多普勒

采取多点测量，即在 3 个或 3 个以上不同的部位取样，选择最高阻力指数（RI）和搏动指数（PI）进行分析。

一般认为良性淋巴结频谱呈低速低阻血流，但高于正常淋巴结血流速度，与淋巴结肿大程度成正比。淋巴瘤及转移性淋巴结的血流峰值速度及 RI、PI 均大于良性淋巴结，通常呈高速高阻型，阻力指数明显大于各种良性淋巴结疾病。有文献报道恶性淋巴结阻力指数（RI）波动在 0.69 ～ 0.88，搏动指数（PI）波动在 1.28 ～ 1.34。但是多普勒测量常因操作者差异而不同，可重复性不高。由于受到原发肿瘤的性质、转移程度等因素的影响，对淋巴结血流的阻力指数和搏动指数用于区别淋巴结良恶性的争议较大。而且因人体各个部位的淋巴结生理学行为上存在差异，RI 和 PI 并不能作为鉴别良恶性淋巴结的指标（图 8-4）。

三、其他技术检测

（一）弹性成像（硬度）

超声弹性成像是通过对人体组织受到外力引起组织形变，通过分析组织形变程度或剪切波速度，得到反映该组织内部有关组织弹性特征的信息。不同超声仪器可进行弹性评

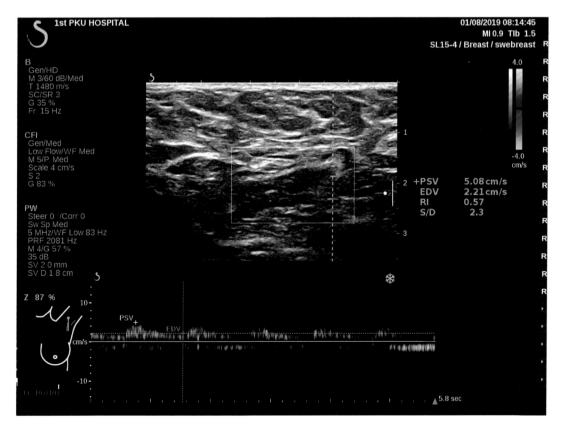

图 8-4　正常淋巴结血流频谱图。阻力指数较低，RI 0.57

分，测量杨氏模量、剪切波速度以及计算病变与周围组织的硬度比值等指标。

在病理情况下，组织硬度可发生变化。以往的研究表明良性淋巴结往往偏软，而恶性淋巴结通常偏硬。当定性弹性成像结合灰阶超声检查时，判断淋巴结良恶性的敏感度、特异度和准确性分别为92%、94%和93%。由于受多种因素影响，良恶性淋巴结的诊断界值仍存在很大的重叠。大部分转移性淋巴结相对较硬，应用弹性成像诊断准确率较高。而淋巴瘤的硬度较软，与反应性增生的淋巴结硬度接近。弹性成像主要的不足在于重复性和一致性较差，可能的原因是浅表淋巴结位置表浅，受操作者压力以及周围结缔组织结构复杂等的影响较大（图8-5）。

（二）超声造影（CEUS）

是利用超声造影剂气体微泡在声场中的非线性效应和背向散射来获得对比增强。通过外周静脉团注造影剂后，可以观察淋巴结的血供状态和微循环灌注信息。淋巴结超声造影的增强方式、增强后表现、时间-强度曲线参数在诊断淋巴结病变中有一定意义。国内外多数研究证实，CEUS可增加肿瘤内血流的显示率，反应性增生淋巴结多表现为均匀增强，而转移性淋巴结经常表现为灌注缺失、不均匀强化或无增强，结合常规超声表现可提高诊断的敏感度。也有研究认为CEUS虽然增加血流的显示率，但是降低了诊断准确性，CEUS是否有助于转移性淋巴结诊断存在争议。

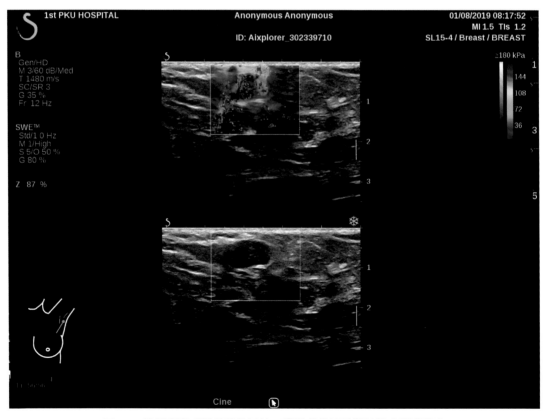

图8-5 乳腺癌患者转移的淋巴结，弹性成像显示淋巴结内硬度混杂

超声造影在实际应用中有助于精准引导肿大浅表淋巴结及前哨淋巴结（SLN）活检，提高穿刺活检阳性率。

最近研究表明将超声造影剂注射到乳晕或乳腺肿物周围可以观察淋巴管走行及 SLN 位置，定位准确率达 98%，结合超声引导下淋巴结细针抽吸（fine needle aspiration，FNA）或粗针穿刺活检（core needle biopsy，CBN）可以减少不必要的传统 SLN 手术活检。相对以往前哨淋巴结定位的同位素法或染料法具有一定的优势（图 8-6）。

（三）超声引导下穿刺活检

超声引导下穿刺活检属于介入超声范畴，目前常用的有超声引导下细针抽吸活检和超声引导下粗针穿刺活检。对于声图像不典型、常规超声鉴别困难的病例，可结合弹性成像及超声造影后选择最可疑淋巴结进行穿刺。

超声引导既可以全程监视针，避免重要神经组织及血管的损伤，又能够通过造影等手段选择超声特征可疑部位，提高穿刺的阳性率。目前文献报道 US FNAB 敏感度可达 95.4%，特异度可达 92.3%。由此，被广泛应用于可疑恶性淋巴结的鉴别诊断，避免了很多创伤及更大的切除活检。穿刺标本还可以进行其他检查，如鳞状细胞癌颈部转移性淋巴结的免疫组化检测，有助于判断其对放化疗的敏感性。

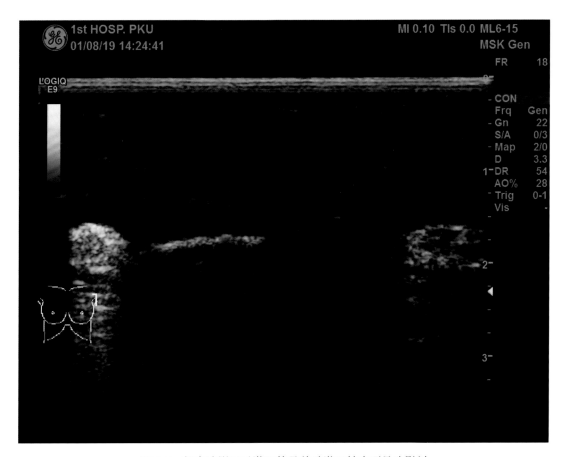

图 8-6　超声造影显示淋巴管及前哨淋巴结内可见造影剂

第三节 正常淋巴结的声像图表现

一、正常浅表淋巴结的检出率

正常浅表淋巴结的大小、个数、位置，可因个体的年龄、营养、发育状况的不同，以及当时的免疫反应状态不同而有很大的差异。而且检出率和淋巴结本身的因素，如位置太深、淋巴结太小等，以及仪器设备的状况，检查者的经验、手法等都有关系。颈部、腋窝和腹股沟区都经常可以探测到正常淋巴结。

二、正常淋巴结声像图

正常淋巴结结构类似肾，前后径薄，呈长椭圆形，包膜完整，边界清楚，中央部分为淋巴窦、脂肪组织和小血管形成的髓质区，呈高回声。淋巴结包膜下周缘部分为皮质区，呈低回声。在皮质和髓质之间的过渡区为副皮质区，声像图无明确分界。横切面在淋巴结的中央区可见到淋巴结门部，门部凹陷，有出入的动静脉和淋巴输出管。

正常淋巴结的变异较大，颌下淋巴结的长径可达 20 ~ 25 mm，腹股沟淋巴结长径可达 30 mm，但淋巴结的纵横比值多 ≤ 0.5（或长径和横径比，L/T ≥ 2）。正常淋巴结髓质区明显，约占据淋巴结面积的 50% ~ 80%，皮质相对较薄。小于 5 mm 的淋巴结和深部淋巴结不易分辨皮质和髓质。正常淋巴结门部血管纤细，血流缓慢，一般在淋巴结内部常规检测不出血流，或仅在淋巴结门部检测出少量血流。浅表各个淋巴结群组的正常淋巴结各有其声像图特点，在某一部位是正常淋巴结，而在其他部位则是异常淋巴结。儿童淋巴结较成年人容易检出，相对较大，皮质较厚，血流较少。

随着技术进步，正常淋巴结内的血流也越来越容易被检出，淋巴结越大，检出率越高。经常可见条状或树枝状血流，穿行髓质到皮质。有研究统计动脉血流频谱最大血流速度（Vmax）均值为 8.4l cm/s±3.64 cm/s，RI 均值为 0.57±0.10，静脉血流频谱呈连续低速血流，平均速度 2 ~ 5 cm/s。

第四节 淋巴结常见疾病

一、淋巴结良性增生

淋巴结的增生是机体抗损伤的免疫反应的具体体现。根据病因、组织病理学改变及临床表现，可将淋巴结的良性增生分为三类：①淋巴结反应性增生；②淋巴结的各种特殊感染；③原因不明的淋巴增生性疾病，如巨大淋巴结增殖症（又称 Castleman 病），以及伴巨大淋巴结病的窦组织细胞增生症（又称 Rosai-Dorfman 病）等。

本节主要讨论淋巴结反应性增生和淋巴结的各种特殊感染。

（一）淋巴结反应性增生（reactive hyperplasia of lymphnodes）

也称炎性淋巴结增生，是淋巴结最常见的良性增生性疾病。因多种因素可致淋巴结反应性增生，其病理改变又缺乏特异性，故又称非特异性淋巴结炎（non specific lymphadenitis）。根据起病急缓和临床病理表现的不同，又可分为急性和慢性非特异性淋巴结炎。

急性非特异性淋巴结炎常见于上颈部，病原体可由头颈部及口腔的炎症部位被引流入颈部淋巴结。四肢的感染按引流区进入腋窝及腹股沟区淋巴结。急性淋巴结炎可有原发病灶，淋巴结肿大充血，红肿热痛表现明显。当脓肿形成时，则有波动感，其被覆的皮肤发红，淋巴结有脓性坏死时可穿破皮肤形成窦道。

慢性淋巴结炎常见于腹股沟和腋淋巴结，通常无明显自身症状。一般来说，淋巴结反应性增生是不需特殊治疗的，有时会建议进行淋巴结活检主要是为了排除淋巴结的肿瘤或特殊感染。

反应增生性淋巴结和炎性淋巴结从病理上看，以炎症反应性为主，同时有间质增生者多为急性感染性炎症；以间质增生为主而炎症不明显者为增生性病变，多见于慢性炎症病变和一些结缔组织病的淋巴结肿大。

1. 急性非特异性淋巴结炎

超声表现主要是淋巴结实质和髓质的均匀、对称性改变。二维超声上①淋巴结通常会增大，可单发或多发，呈卵圆形，长径可达 2～3 cm，可伴触痛。不同区域淋巴结大小差异很大，但 85% 的淋巴结 S/L < 0.5。②淋巴结皮质明显增厚，呈均匀性低回声，皮质回声强度低于周边的肌肉水平。髓质匀称性变窄，更似"小肾"断面。颈部淋巴结炎经常会出现淋巴结门消失。③淋巴结境界清晰，彼此无粘连。④合并化脓时，增大淋巴结内部脓腔呈不规则无回声区，随呼吸可见流动感，或可见窦道回声。

急性炎症期超声比较容易检出淋巴结内的血流，其特点是典型放射形淋巴结门型血供，均匀分布，血管无移位。淋巴结门部动静脉血流流速增高，血流参数为 Vmax：16 cm/s，PI

0.93，RI 0.60左右。合并化脓改变时，血供则稀少（图8-7）。

2. 慢性非特异性淋巴结炎

二维超声上淋巴结一般呈轻度均匀性增大，包膜清晰，呈均匀性低回声。淋巴结门存在，无偏移，淋巴结无融合。部分淋巴结长期慢性炎症合并反复感染，淋巴结可以显著肿大。彩色血流检测淋巴结内部一般无明显血流信号显示。长期随访观察淋巴结形态无明显变化（图8-8）。

二、淋巴瘤

也称恶性淋巴瘤，可原发于淋巴结及结外淋巴组织。根据病理组织学可分为霍奇金淋巴瘤，又称霍奇金病（HD）和非霍奇金淋巴瘤（NHL）两大类。

HD占所有淋巴瘤的10%～20%，有两个发病高峰，分别在15～27岁和50岁前后，但以前者多见，因此，HD是青年人最常见的恶性肿瘤之一，病理以发现R-S细胞为特征。HD首发症状常是淋巴结无痛性、进行性肿大，最多见于颈部或锁骨上（占60%～80%），其次为腋下、纵隔、腹膜后和主动脉旁淋巴结。肿大的淋巴结可以活动，也可相互粘连，融合成块。绝大多数晚期可累及脾、肝和骨髓等器官，以脾受累最多见，有研究表明：在就诊时，约30%～40%的患者已有脾累及。

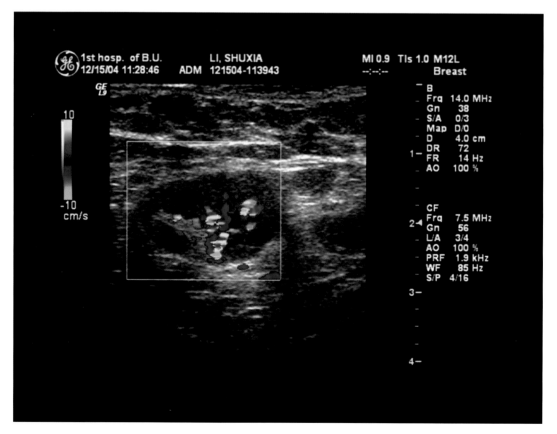

图8-7 右侧急性乳腺炎患者的淋巴结增大，皮质增厚，血供增加

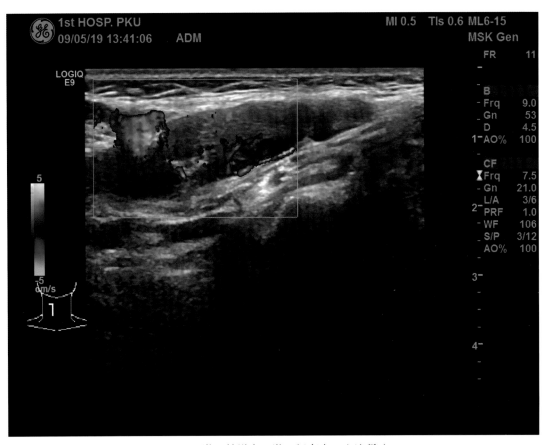

图 8-8　淋巴结增大，淋巴门存在，血流稀疏

　　NHL 占所有淋巴瘤的 80% ～ 90%。相对 HD 而言，NHL 的临床表现有如下特点：
① 2/3 原发于淋巴结，1/3 原发于淋巴结外器官和组织，如消化道、皮肤、肺、中枢神经
系统等，发病部位具有随机性和不定性；②发病率随年龄增长而增高，男性较女性多见；
③随肿瘤扩散的不连续性，组织学分裂的复杂性，临床表现多样；④ NHL 有远处扩散和
结外侵犯倾向，对淋巴结外器官的侵犯较 HD 多见。

　　淋巴瘤病变在淋巴系统和淋巴结，本质是淋巴结内淋巴细胞恶性增殖，导致淋巴结增
大增厚，髓质相对缩小甚至消失。在淋巴细胞大量增殖同时伴有淋巴结内的小血管扩张，
血流加速。HD 和 NHL 的声像图表现相似，尚不能通过超声检查区分其病理分型。

　　二维超声显示淋巴结肿大明显，绝大多数为多发，最大径可达 10 cm 或以上。肿大的
淋巴结饱满圆隆，淋巴结皮质增厚，呈类圆形，边界清晰。以往认为淋巴瘤回声为均匀性
低回声，甚至接近无回声的囊肿样表现，随着仪器分辨率提升，可显示淋巴结的皮质回声
多不均匀，呈低回声背景下的点状、线状、网格状及絮状稍高回声，门髓质结构多消失，
或表现为偏心分布，形态纤细如 "树枝" 状或 "细茶" 状。呈均匀性低回声，甚至接近无
回声，酷似囊肿性病变。有研究认为，纵横比小于 0.5 居多时，提示低度恶性可能性大，
≥ 0.5 则提示中高度恶性。

　　彩色血流常可显示丰富的淋巴结门型血供，可见小血管自淋巴门进入淋巴结内，分

支达淋巴结的皮质区，甚至可达淋巴结包膜下。淋巴结内血流的频谱多为高速低阻型，Vmax 10 ～ 19 cm/s，RI ＜ 0.6，与反应性增生淋巴结相似。经治疗后淋巴结在逐渐减小的同时血流信号亦减少。淋巴瘤淋巴结的 RI 为 0.70 ～ 0.84，PI 为 1.2 ～ 2.20，稍低于转移性淋巴结（图 8-9，图 8-10）。

三、淋巴结转移性肿瘤

（一）转移途径与转移区域

恶性肿瘤可通过淋巴道转移、血道转移和种植转移 3 种途径转移，其中淋巴道转移为肿瘤细胞侵入淋巴管，随淋巴引流到达区域淋巴结，例如乳腺外上象限发生的癌肿首先转移至同侧腋窝淋巴结。淋巴结发生转移后，可继续转移到淋巴循环下一站的其他淋巴结，最后可经胸导管进入血液，继发血行转移。

不同部位原发肿瘤的淋巴结转移区域具有一定的特异性，咽喉部、食管及甲状腺乳头状癌的转移性淋巴结常沿颈静脉分布，即Ⅱ、Ⅲ、Ⅳ区，口腔恶性肿瘤常转移至颌下区及颈静脉旁上组织，即Ⅰ、Ⅱ区；乳腺癌常转移至同侧腋窝、内乳淋巴结以及锁骨上窝，鼻咽癌淋巴结转移呈沿着颈静脉链旁自上向下循序发展，即Ⅱ、Ⅲ、Ⅳ、锁骨上区；下肢恶

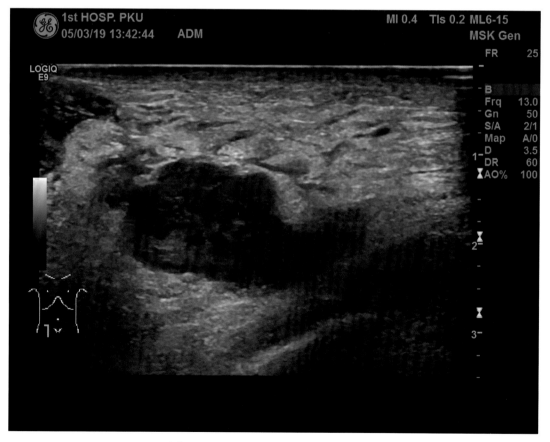

图 8-9 右侧腹股沟淋巴瘤，病灶回声减低，内部结构消失

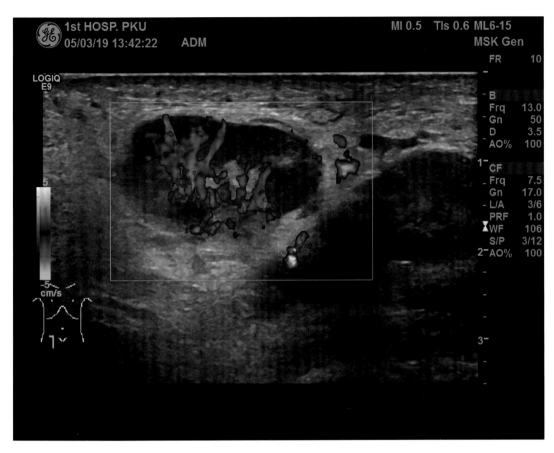

图 8-10　淋巴结内血流丰富

性黑素瘤易转移至腘窝及腹股沟区淋巴结，因此，肿大淋巴结的位置可初步提示原发肿瘤位置，对寻找原发病灶具有一定的意义。反之，已经确诊恶性肿瘤的患者，要着重在相对应的淋巴引流区进行扫查。

（二）临床表现

临床表现为无痛性淋巴结肿大，初期可为单发或多发，典型的转移性淋巴结常与周围组织粘连，质地较硬，推之不移动，多发性转移性淋巴结晚期可以发生融合。

（三）超声表现

（1）大小形态：早期较小，进行性增大，皮质厚度不均匀，转移性淋巴结倾向于圆形，纵横比更接近于 1，常形状怪异、不规则。

（2）边界：早期的淋巴结可边界清晰，出现边界不清晰常提示结外浸润可能，淋巴结之间常相互融合成团。

（3）内部结构：转移性淋巴结的回声常具备一些原发病灶的特点，大多数皮质非对称性增厚，髓质变形、偏心或消失。多呈不均匀回声，可有钙化或液化坏死区（图 8-11）。

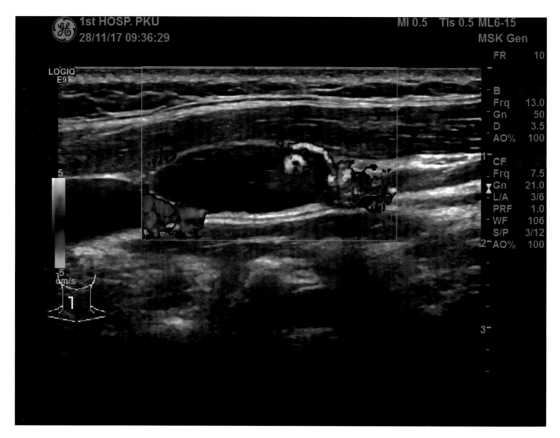

图 8-11　甲状腺癌右侧颈部淋巴结囊实性转移

（4）彩色多普勒血流显像：转移性淋巴结特征性血流为边缘型血供和混合型血供。淋巴门血管减少或消失。转移早期，浸润皮质的癌细胞释放血管生成因子促进新生血管生成，外周血流增加，但淋巴结门尚未侵犯，因此淋巴结门型血流同时存在，表现为混合型血流。若癌细胞进一步浸润，淋巴结门被癌细胞取代，淋巴结门型血流消失，表现为边缘型血流。局部血流的增加或血管扭曲增粗往往提示局部癌细胞的浸润。频谱多为高速高阻型血流。血流模式用于诊断淋巴结转移敏感度为86%，特异度为82%。

（5）超声造影：典型的转移性淋巴结表现为显著增强但分布不均，首先出现包膜血管增强而非淋巴结门增强，之后淋巴结内出现紊乱扭曲的肿瘤血管，随后皮质呈不均匀增强，是转移灶少血供或缺血坏死所致，坏死部分可出现无增强区，常出现缓慢向心性增强。有研究表明，70%以上的转移性淋巴结表现为不均匀强化。但由于原发肿瘤的不同，转移淋巴结的造影表现也不尽相同。

结语

超声对于浅表淋巴结疾病的诊断具有很大的优势，希望临床医生能利用好超声技术。

1. 对于自检、体检或其他影像学方法发现的各部位浅表淋巴结肿大，肿瘤性、感染性、血液及免疫系统疾病等，均需检查是否伴有浅表淋巴结肿大或受累。

2. 可协助恶性肿瘤术前评估是否有区域或远处淋巴结转移，即 N 分期；并用于术后随访异常淋巴结的有无及变化。

3. 术中超声可协助精细化颈部淋巴结清扫术以确认淋巴结转移与否。

4. 进行任何疾病治疗中的异常浅表淋巴结的监控与随访。

5. 超声引导下浅表淋巴结造影、粗针穿刺活检、细针抽吸活检细胞学检查及消融检查。

（陈路增　孙秀明）